AF298029

BAINS

D'EAU DOUCE

ET D'EAU DE MER.

A

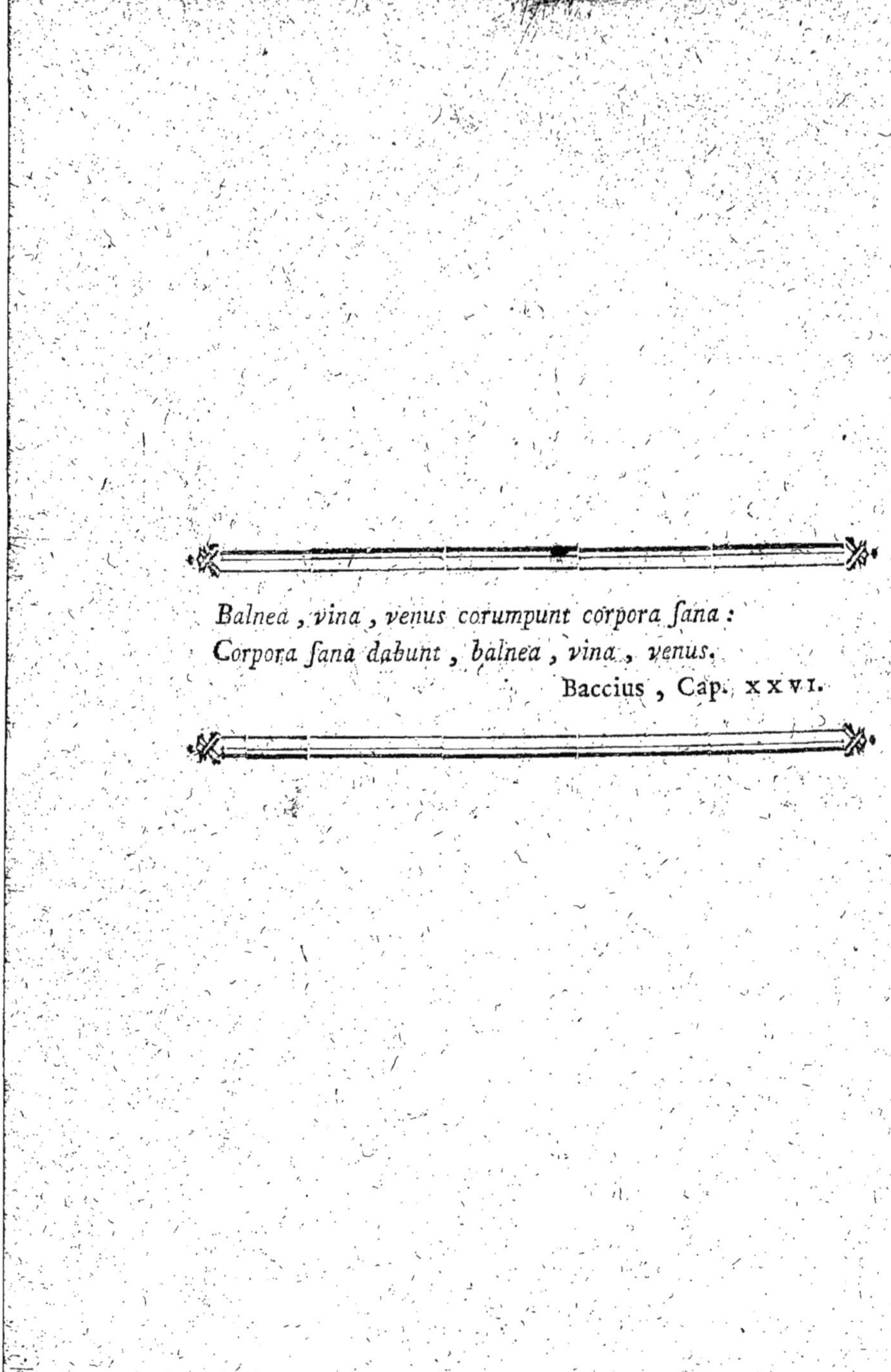
Balnea, vina, venus corumpunt corpora sana :
Corpora sana dabunt, balnea, vina, venus.
Baccius, Cap. XXVI.

MÉMOIRE

SUR

LA MANIERE D'AGIR
DES BAINS D'EAU DOUCE
ET D'EAU DE MER,
ET SUR LEUR USAGE,

Qui a remporté le Prix, en 1767, au jugement de l'Académie Royale des Belles-Lettres, Sciences & Arts de Bordeaux.

Par M. MARET, Médecin-Chirurgien de la Faculté de Médecine de Montpellier, Agrégé au College de Médecine de Dijon, un des Médecins de l'Hôpital & de la Charité de la même Ville, Affocié honoraire du College Royal des Médecins de Nanci, de l'Académie de Clermont-Ferrand, & Secrétaire perpétuel de l'Académie des Sciences, Arts & Belles-Lettres de Dijon.

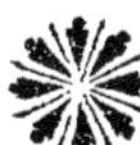

A PARIS,

Chez DES VENTES DE LADOUÉ, Libraire, rue Saint Jacques, vis-à-vis le College de Louis le Grand.

Et se trouve A BORDEAUX,

Chez RACLE, Imprimeur de l'Académie, rue St. James.

M. DCC. LXIX.
Avec Approbation & Privilege du Roi.

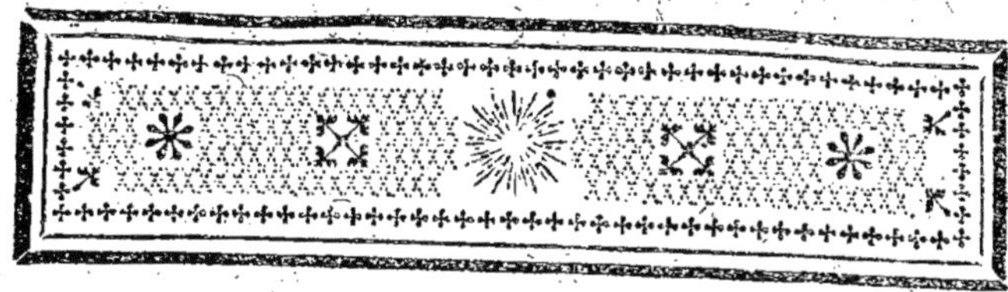

TABLE

DU MÉMOIRE DES BAINS.

LES Chiffres arabes défignent les Paragraphes du Mémoire ; les romains indiquent les Tables ; & les romains renfermés entre deux parenthefes, les Obfervations ajoutées en notes aux Tables.

A

B

C

D

E

F

G

I

L

M

N

* iij

O

P

R

S

T

V

Fin de la Table.

MÉMOIRE

MÉMOIRE

LA MANIERE D'AGIR

DES BAINS D'EAU DOUCE

ET D'EAU DE MER,

ET SUR LEUR USAGE.

Quelle est l'action des Bains, soit d'eau douce, soit d'eau de mer ; & quelle est leur utilité ?

Tel est le problême important que propose une des plus célebres Académies du Royaume. Mais les Bains, dont il faut déterminer la maniere d'agir & apprécier l'usage, sont une immersion du corps humain dans l'eau en tout

A

ou en partie. Pour donner une folution fa-
tisfaifante du problême propofé , il eft donc
queftion de rendre raifon des effets que produira l'eau appliquée à la furface du corps. On
y peut parvenir par une connoiffance exacte des
propriétés de l'eau , & de la nature du corps
fur lequel cette eau doit agir ; & je vais entrer
dans quelques détails fur l'un & l'autre de ces
objets , avant que d'entreprendre d'expliquer
l'action des Bains & d'en démontrer l'utilité.

Il n'eft pas néceffaire , pour remplir mon
projet , d'envifager ici l'eau & le corps humain
fous toutes les faces poffibles ; auffi me borne-
rai-je à expofer celles de leurs qualités , qui ont
un rapport direct avec la folution que j'entre-
prends : & comme les fyftêmes les plus ingé-
nieux ne fympathifent pas toujours avec les lu-
mieres que donne la pratique , je ne préfente-
rai que des faits avoués par tous les Phyficiens
& par tous les Phyfiologiftes , & defquels je
pourrai déduire avec confiance les conféquences néceffaires au développement des vérités
utiles que je dois faire connoître.

Ce fera d'après les principes que j'aurai éta-
blis dans cette efpece d'introduction, que je dé-
terminerai l'action des Bains défignés dans l'é-
noncé du problême. Des conféquences natu-

relles déduites des mêmes principes , & de la maniere d'agir des Bains , me conduiront à l'expofition des avantages qu'on pourra retirer de leur ufage , & des regles qu'on doit fuivre fi l'on veut les rendre auffi utiles qu'ils le peuvent être.

SECTION PREMIERE.

1°. L'eau eft un corps diaphane , fans couleur , fans odeur , fans faveur , pefant , très poreux , & que le feu pénetre facilement.

2. L'état le plus ordinaire de l'eau dans nos climats eft la fluidité. La configuration des molécules intégrantes de ce corps , qu'on peut fuppofer liffes , d'une forme ovalaire & flexibles , favorife cette fluidité.

3. Les parties intégrantes de l'eau adherent entr'elles par la force commune à toute la matiere. De cette adhérence il réfulte dans l'eau une qualité que l'on nomme vifcofité , & la fluidité de l'eau eft en raifon inverfe de cette vifcofité.

Mais le feu , par fa préfence , détruit cette vifcofité. Elle eft d'autant moindre , que l'eau contient un plus grand nombre de particules ignées (*a*).

De cette influence du feu fur la vifcofité de l'eau, & conféquemment fur fa fluidité, il fuit, que la chaleur étant inféparable de la préfence & du mouvement des particules ignées, l'eau eft d'autant plus fluide qu'elle eft plus chaude.

4. La facilité que le feu trouve à s'introduire dans l'eau rend ce fluide fufceptible de différens degrés de chaleur. Pour les évaluer, je me fervirai dans tout le cours de ce Mémoire du Thermometre de M. de Reaumur : & vu que dans cet inftrument le o marque le terme de la glace, & le nombre 80, celui où l'eau eft

---

(*a*) M. de Sauvages a obfervé qu'au vingt-cinquieme degré, l'eau étoit fix fois plus vifqueufe qu'au quarante-quatrieme. *Elem. Phyfiol. p.* 49. §. 153.

J'ai pris un hydrometre du poids de trois gros & cinquante-huit grains, dont la longueur y compris la grande & la petite Sphere elliptique, étoit de cinq pouces fix lignes, & le petit diametre de la grande Sphere d'un pouce; je l'ai plongé dans de l'eau qui commençoit à fe geler, & dont j'ôtois les glaçons ; il s'y eft enfoncé de deux pouces dix lignes. J'ai échauffé l'eau, & quand elle a commencé à bouillir j'y ai plongé mon hydrometre ; il y eft entré tout entier, fans cependant tomber au fond du vafe qui avoit dix pouces de hauteur.

volatiſée par l'action du feu ; que d'ailleurs il n'eſt queſtion ici que d'une eau fluide , je dirai que l'eau peut être échauffée dans la latitude de 1 à 80.

5. Il eſt un point où l'eau ſaoulée d'un ſel neutre, quel qu'il ſoit , eſt capable d'en diſſoudre encore une certaine quantité ; mais alors à l'approche d'un autre ſel , elle quitte la portion ſurabondante du premier. On a conclu avec raiſon de cette expérience que l'eau n'avoit pas formé avec ce ſel ſurabondant une union bien intime. Ne pourroit-on pas , raiſonnant par analogie , dire que l'eau diſſout une certaine quantité déterminée de particules ignées ; qu'échauffée au quarantieme degré elle en a abſorbé de ſurabondantes, qu'elle enchaîne par ſa viſcoſité, mais qui à la premiere occaſion ſont prêtes à agir avec l'énergie qui leur eſt propre , de même que ſi elles étoient iſolées ?

Je ne donne ceci que pour une conjecture , peut-être ridicule , mais qui donneroit une raiſon plauſible d'un phénomene peu facile à expliquer [85].

6. L'eau eſt peſante , & ſa peſanteur eſt à celle de l'air comme 970 à 1 (*b*). Le feu en la

---

(*b*) Preſque tous les Auteurs qui ont voulu trouver

raréfiant fait qu'à volume égal l'eau pese moins quand elle eſt chaude qu'alors qu'elle eſt froide ; moins en été qu'en hiver (*c*) ; & ſa peſanteur eſt en raiſon inverſe de ſa chaleur. On a évalué le poids d'un pied cubique d'eau, tantôt à 64 livres, tantôt à 70 livres 2 onces.

---

le poids reſpeſtif de l'eau à l'air, ont eu des produits différens. Les uns, comme Otto de Guericke, Burcher de Wolder, cités par Volſius dans ſon Aréométrie, diſent que le poids de l'air eſt à celui de l'eau comme 1 à 970 $\frac{63}{72}$. Muſchenbroeck, après avoir cherché en diffé-rens tems cette proportion, a cru qu'on pouvoit la ré-duire de 1 à 722. Hawsbée la porte de 1 à 885 : le Doc-teur Jurin de 1 à 800 : Boile de 1 à 938 ; mais ſans pré-tendre donner la proportion de 1 à 970 pour la plus juſte, je l'admets, parce qu'en argumentant d'après la différence de la preſſion qui peut en réſulter, & faiſant voir que l'effet de cette différence eſt peu conſidérable, je ne laiſſe aucun ſubterfuge à ceux qui prétendroient le contraire ; par la même raiſon, je calculerai toujours comme ſi le pied cubique d'eau peſoit 70 livres 2 onces.

   (*c*) Jean-Gaſpard Eiſenchmid, cité par Volſius, chap. 3 de ſon Hydro-Statique, cherchant à connoître par expérience la peſanteur relative de différentes liqueurs, trouva qu'un pareil volume d'eau diſtillée qui peſoit en Eté 5 gros & 8 grains, en peſoit en Hiver 5 gros & 11 grains ; ce qui met entre les peſanteurs de l'eau, ſuivant les Saiſons, une différence de $\frac{1}{103}$.

7. Ce corps, par sa pesanteur, fait effort sur tous ceux qui sont exposés à son action, les comprime & les condense ; mais sa fluidité lui donnant la faculté de s'insinuer par les pores de ces différents corps, il en écarte les parties intégrantes, souvent même les détache les unes des autres, les recele dans ses pores, & s'unit avec elles au point de ne faire qu'un tout, dont la pesanteur est alors composée de celle qui est propre à l'eau, & de celle qui est particuliere aux corps avec lesquels cette eau s'est identifiée.

8. Quelquefois l'union des parties intégrantes des corps dans lesquels l'eau s'insinue est si forte, qu'elle s'oppose à la destruction que l'eau produit sur d'autres ; alors ce fluide augmente le volume de ces corps, & la qualité par laquelle il opere cette augmentation de volume, est connue sous le nom de pénétration.

9. On nomme vertu dissolvante, celle par le moyen de laquelle l'eau s'identifie pour ainsi dire avec les corps qu'elle a décomposés. C'est principalement avec les sels qu'elle contracte cette union intime ; si quelquefois elle dissout le phlogistique, les métaux & les terres, c'est toujours à l'aide d'un sel uni à ces différentes substances, ou dont l'eau est déja chargée.

Cette qualité diſſolvante de l'eau dépend principalement dè ſa fluidité & lui eſt proportionnée.

10. La facilité avec laquelle l'eau s'unit à tant de ſubſtances qui lui ſont étrangeres, fait qu'on en trouve rarement de pures.

Toutes les fois que l'altération de ſa ſimplicité n'eſt pas portée juſqu'au point de ſe rendre ſenſible au goût ou à l'odorat, l'eau eſt regardée comme ſimple, & on lui donne le nom d'eau douce pour la diſtinguer de celles qui tiennent en diſſolution des ſubſtances ſalines, phlogiſtiques, terreuſes & métalliques, qu'on nomme minérales.

11. L'eau douce eſt légere, limpide, ſans odeur & ſans ſaveur; elle diſſout le quart de ſon poids de ſel marin (*d*); ſe mêle facilement & parfaitement avec le ſavon; & les viandes & les légumes y cuiſent en très-peu de tems.

On compte, parmi les eaux de cette claſſe, celles que donne la pluie, celles qui jailliſſent ordinairement des fontaines, qui roulent dans les rivieres, ou qui raſſemblées dans différens

____

(*d*) Dictionnaire de Chymie, au mot Eau de Mer, pag. 378.

réfervoirs forment lés puits , les étangs & les lacs.

12. Les eaux de la feconde claffe ont pour caractere diftinctif une pefanteur un peu plus grande que celles de la premiere , une odeur & un goût qu'elles tiennent des différens mixtes qu'elles ont diffouts.

On renferme dans cette claffe les eaux de la mer , & célles que fourniffent les différentes fources minérales. Mais cette differtation n'ayant pour objet que les Bains d'eau douce & ceux d'eau de mer , je donnerai feúlement ici une notice des qualités de l'eau de la mer.

13. Cette eau eft un peu moins limpide que l'eau douce ; fa couleur tire fur le verd , elle a un goût falé & amer ; fa pefanteur eft à celle de l'eau douce comme $111 : 92$, ou $27 \frac{3}{4} : 22 \frac{1}{2}$ (*e*).

Le goût falé qu'on remarque dans l'eau de la

(*e*) Ce rapport eft celui qu'Eifenchmid , cité par Volfius , a trouvé ; mais toutes les expériences faites à ce fujet font auffi peu décifives que celles qu'on a ten- tées pour trouver la pefanteur relative de l'eau à l'air. Boile , dans les Tranfactions Philofoph. N°. 73 , 1761 , dit que la pefanteur de l'eau de la Tamife eft à celle de l'eau de la mer comme $41 : 42$; au refte cette pefanteur varie fuivant les parages & la profondeur d'où les eaux font tirées.

mer eft l'effet des fels que cette eau tient en diffolution. Ces fels font un fel marin à bafe alkaline, un fel marin à bafe terreufe, & felon quelques-uns un fel de Glauber, qu'ils donnent pour caufe de l'amertume que l'on reconnoît dans l'eau de la mer (*f*). D'autres Phyficiens prétendent que cette amertume dépend du bitume que cette eau a diffout (*g*). D'autres, qu'elle réfulte de la combinaifon des parties falines avec les fubftances végétales & animales décompofées par la putridité (*h*). Ce qu'il y a de certain, c'eft que l'onctuofité de l'eau de la mer, onctuofité fenfible fur-tout par l'impreffion que la mer fait fur les rochers de fes bords & fur les corps qu'elle jette à la côte, paroît devoir être attribuée à cette derniere caufe.

14. Quant à la proportion dans laquelle le fel eft mêlé à l'eau de la mer, il eft difficile de la déterminer. Plufieurs de ceux qui ont travaillé à la découvrir ont eu des réfultats différens. On peut cependant la fixer de trois à quatre livres

---

(*f*) Dictionnaire de Chymie, au mot Eau de Mer, *page* 378.

(*g*) M. le Comte de Marfigli dans fon Hiftoire de la Mer. *Mém. de l'Acad. des Sciences de Paris*, 1710.

(*h*) Mémoires de Trevoux, mois de Mars 1730.

pour cent (*i*) ; mais faire attention que l'eau de la mer n'eſt pas également ſalée dans tous les parages (*k*) , & qu'elle n'eſt pas ſaturée de ſel , puiſque l'eau peut tenir en diſſolution le quart de ſon poids de ſel marin ; qu'ainſi cette eau , quoique ſalée , peut encore diſſoudre des ſubſtances ſalines.

15. La température de l'eau de la mer , à différentes profondeurs , eſt à peu près toujours la même , & ne varie que du 12e au 15e degré du thermometre (*l*).

16. L'eau conſidérée comme un agent phyſique , prêt à déployer ſes forces , eſt donc un fluide [3] peſant , [6] diſpoſé à pénétrer partout , [8] à diſſoudre les ſels & les ſubſtances

---

(*i*) Dictionnaire de Chymie , au mot déja cité.

(*k*) Pour concevoir toute l'étendue des variétés que les circonſtances mettent dans la ſalure des eaux de la mer , ſuivant la différence des parages , il faut lire l'excellent Mémoire qui a remporté le prix de l'Académie , ſur l'origine des Fontaines , *pag.* 15 *& 16 du premier vol. des Prix de l'Académie de Bordeaux , édition in-4. Les Mémoires de l'Académie des Sciences , année* 1710. *Trevoux , Mars ,* 1730.

(*l*) Obſervations de M. Ellis, dans le Journal Économique du mois d'Avril 1754 , cité par M. de Haller, *dans le ſecond vol. de ſa Phyſiologie , p.* 29.

salines , [9] susceptible de différens degrés de chaleur dans la latitude de 1 : 80, [4] & dont les qualités actives sont augmentées ou diminuées par sa chaleur plus ou moins grande.

L'état des corps sur lesquels l'eau agit, varie & multiplie encore son énergie. C'est le corps humain qui est soumis à l'action de l'eau dans le bain ; avant que d'expliquer la manière dont le bain agit, donnons une idée de ce corps, mais sans nous livrer à des discussions qui nous éloigneroient du but que nous nous proposons d'atteindre.

SECTION II.

17. LE corps humain présente une surface évaluée, dans un homme d'une taille moyenne, à quinze pieds quarrés. Il est, comme tous les autres corps, susceptible de se mettre au ton de la chaleur de l'atmosphere ; mais son organisation établit entre lui & la plupart des corps sublunaires une différence bien remarquable.

C'est une machine hydraulique, dans laquelle des liquides sont sans cesse en mouvement ; & qui renferme en elle-même la puissance qui les fait mouvoir.

18. Cette puiſſance eſt connue ſous le nom d'ame. C'eſt un être ſpirituel qui agit ſenſible-ment ſur le corps, & ſur laquelle le corps réa-git d'une maniere ſenſible. On ignore & l'on ignorera toujours, comment ſe fait cette action & cette réaction. Il ſuffit de ſçavoir que ce commerce eſt réel·, & que c'eſt par lui que tou-tes les fonctions du corps humain s'exécutent. Il ſuffit de décrire les reſſorts de cette admira-ble machine, & d'en faire connoître le jeu.

19. Le premier coup d'œil jetté ſur le corps humain, fait appercevoir un amas de nerfs, de membranes, de vaiſſeaux, de glandes, de viſceres, de muſcles & d'os ; le tout recouvert d'un tiſſu que l'on connoît ſous le nom de peau.

En portant l'examen plus loin, on voit que les viſceres, les glandes, les muſcles, la peau & les os mêmes, ſont un compoſé de nerfs, de membranes & de vaiſſeaux : on voit que les élémens de ces différens organes ſont des fibril-les ſimilaires, & que leurs forces actives & paſ-ſives dépendent des qualités de ces fibrilles & des propriétés des fibres organiſées.

20. Les qualités des fibrilles ſont la ſoli-dité, la poroſité, la ductilité & l'élaſticité.

21. Celles des fibres organiſées, ſont la ſen-ſibilité & l'irritabilité.

Toutes ces qualités, tant des fibrilles que des fibres, ſont ſuſceptibles d'être augmentées ou affoiblies. Un précis de la ſtructure des unes & des autres, fera connoître par quelles cauſes l'énergie de ces qualités peut diminuer ou devenir plus grande.

22. Une terre ferrugineuſe & un gluten particulier au genre animal, ſont les élémens de la fibrille (*m*); le gluten paroît compoſé d'air, de ſel, d'eau, d'huile, & d'une terre plus fine.

23. Ces élémens adherent les uns aux autres par la force d'attraction commune à toutes les molécules de matiere : mais comme cette force eſt en raiſon des denſités & des diſtances, & comme les particules élémentaires de la fibrille n'ont pas toutes la même denſité, leur contact eſt néceſſairement irrégulier & inégal : il doit y avoir des vuides entre quelques-uns des élémens de la fibrille ; & il ſuit de cet arrangement que la fibrille eſt poreuſe : ces pores ſont appellés pores phyſiques.

24. L'adhérence de ces élémens rend la fibrille ſolide & capable de réſiſter à quelques

----

(*m*) Élémens de la Phyſiologie d'Haller, *premier vol.* p. 6 *de l'édit. in-*4.

efforts; c'eſt à raiſon de cette adhérence & de ſa poroſité que la fibrille eſt ſolide, ductile & élaſtique. Plus le contact des élémens de la fibrille eſt donc parfait, plus elle eſt ſolide, moins elle eſt ductile, moins elle eſt poreuſe : un moindre contact au contraire la rend molle & augmente ſa ductilité & ſa poroſité. L'élaſticité ne ſuit pas la même proportion ; la fibrille devient roide & n'a que peu d'élaſticité, quand le contact de ces élémens eſt trop complet ; elle la perd encore ſi le contact eſt trop foible.

25. La proportion des parties intégrantes du gluten entr'elles, influe encore ſur la ſolidité & les autres qualités de la fibrille : elle a d'autant plus de fermeté que le rapport des parties terreſtres, aëriennes & ſalines, aux huileuſes, eſt plus grand ; d'autant plus de ductilité, que l'huile domine davantage dans ſa compoſition ; & d'autant plus d'élaſticité, que les élémens du gluten ſont plus réguliérement combinés.

26. Les fibres organiſées n'étant qu'un compoſé de fibrilles qui ſe touchent par toutes leurs faces, ont non-ſeulement une ſolidité, une ductilité, une élaſticité & une poroſité proportionnées à la nature & au contact des élémens de ces fibrilles, mais encore ces mêmes

qualités dans un degré relatif au contact des fibrilles entr'elles : les vuides que l'irrégularité de leur contact laisse encore entr'elles, forment les pores organiques.

27. On distingue en général les fibres en nerveuses & en charnues. Les Physiologistes ne sont pas d'accord sur leur structure particuliére ; mais on sçait à n'en pouvoir douter, que la fibre charnue, irritée par quelque cause physique, réagit avec une force qui n'est pas proportionnée à celle de l'irritant, & que son action continue long-temps après que le stimulant a cessé d'agir. M. de Haller (*n*) a donné à cette faculté de la fibre le nom d'irritabilité.

28. On sçait que la fibre nerveuse fait éprouver à l'ame des sensations agréables ou désagréables, suivant la nature du corps physique dont elle supporte l'attouchement ; cette fibre à laquelle je donnerai indistinctement le nom de nerf ou de fibre nerveuse, se contracte, & c'est l'organe du mouvement. L'ame paroît agir immédiatement sur elle ; sa sensibilité & sa contractibilité sont probablement l'effet de l'influx d'un fluide spiritueux. L'existence de ce fluide

---

(*n*) Voyez sa Dissertation sur l'Irritabilité, & ses Elémens de Physiologie.

n'eſt pas démontrée ; on n'eſt pas d'accord ſur ſa nature, & je ne chercherai ni à prouver qu'il exiſte, ni à le définir ; il ſuffit que ſon exiſtence ſoit vraiſemblable, pour que je ſois autoriſé à l'admettre ; il ſuffit qu'on ſoit aſſuré que ce fluide eſt extrêmement ſubtil & d'une mobilité preſ-qu'égale à celle de la lumiere ; il ſuffit qu'on puiſſe croire qu'il eſt capable d'irriter le nerf qui lui ſert de canal ou de conducteur (*o*).

29. Le nerf ne paroît ſenſible qu'alors qu'on touche ſon extrémité ; une preſſion latérale ex-cite le mouvement qu'il eſt deſtiné à favori-ſer (*p*).

(*o*) M. de Senac, dans ſon Traité du Cœur, *premier vol. Liv. 2, chap. 8*, dit au ſujet de la nature du fluide nerveux : Cet eſprit nous eſt entiérement inconnu, on feroit de foibles efforts pour en dévoiler la nature ; elle eſt une barriere que la foibleſſe de l'eſprit humain ne pourra jamais franchir.

Je crois que tous les Phyſiologiſtes auroient dû faire le même aveu que ce Sçavant ; mais parmi toutes les hypotheſes imaginées à ce ſujet, je crois que celle de M. Sauvage, couronnée par les mains de cette Acadé-mie, eſt plus admiſſible que les autres, & que le fluide nerveux a beaucoup d'affinité avec le fluide électrique.

(*p*) L'expérience de Bellini, ſur le nerf phrénique, ne laiſſe à ce ſujet aucun doute ; & s'il étoit permis de ſe livrer à l'illuſion des rêves philoſophiques, elle pour-

30. La chaleur produit fur le nerf une fenfation agréable , qui paroît le porter à un état
de relâchement , d'atonie , qui le rend prefque
abfolument paffif , & fait que fes ofcillations
font foibles & douces. Le froid au contraire
l'irrite par l'impreffion défagréable qu'il fait fur
lui , le tend & augmente fa contractilité : la chaleur exceffive produit le même effet.

31. C'eft à fa correfpondance avec le cerveau , le cervelet & fes prolongemens , que le
nerf doit toutes fes propriétés ; il les perd fi
cette correfpondance eft interrompue , & les
parties auxquelles il fe diftribue font privées
de fentiment & ne font plus aucun mouvement.

Cette correfpondance des nerfs avec le cerveau en établit une avec tout le genre nerveux ,
(q) de façon que l'affection des nerfs d'une

------

roit donner quelque notion de la maniere dont l'ame
agit fur le corps , en lançant le fluide nerveux par des
jets interrompus ou continus.

(q) M. With en établiffant dans fon Traité des
Maladies Nerveufes , pour caufe de fympathie , cette
correfpondance du cerveau & des nerfs , a plutôt prouvé
ce que la fympathie n'étoit pas , que démontré ce qu'elle
étoit. Mais quoiqu'on ne puiffe pas fçavoir comment
elle fe fait , on ne doit pas fe croire humilié : il fuffit
qu'on foit affuré de fa réalité.

partie occafionne fouvent des douleurs & des accidens très-finguliers dans des parties très-éloignées, que le relâchement des nerfs des pieds & des mains fe communique à ceux de tout le corps, & qu'il en eft de même de l'irritation des nerfs de quelque partie du corps que ce foit : cette correfpondance eft ce qu'on a nommé fympathie.

32. Ajoutons l'expofition d'une autre vérité, qui répand beaucoup de jour fur l'objet de ce Mémoire ; c'eft que l'intenfité des qualités des fibres organiques, tant charnues que nerveufes, eft proportionnée à l'état des fibrilles fimilaires, & que la fenfibilité paroît augmenter celle de l'irritabilité.

33. De toutes ces qualités des fibres, il ré-fulte dans ces organes une contractilité, une difpofition à produire certain mouvement ; cette difpofition eft ce qu'on appelle le ton des fo-lides. La combinaifon des qualités de la fibre varie prodigieufement ce ton, & pourroit donner lieu à des divifions très-multipliées : mais pour trouver ces différentes efpeces de ton, il faudroit néceffairement partir de deux points, le relâchement & la tenfion, parce que les autres n'en différeroient qu'en plus ou en moins ; & pour fimplifier les objets, & ne pas

s'égarer dans de vaines subtilités, on peut poser pour principe, avec les Méthodistes, que nos solides font toujours tendus ou relâchés.

34. Il est cependant un autre état des solides qui mérite d'être distingué, c'est le spasme; il consiste dans un relâchement trop considérable, mais irrégulier & combiné avec une tension vive dans quelques parties ou dans quelques points des mêmes parties où il domine. Ce spasme, quoique souvent particulier dans son principe, devient universel par la sympathie nerveuse [31]; il réduit quelquefois nos solides à une espece d'inertie d'où rien ne les peut tirer; tandis que d'autres fois ce même état donne, à leurs facultés actives, une énergie surprenante. M. Godard a donné d'excellentes idées sur les causes du spasme (*r*): il n'est pas nécessaire d'entrer à ce sujet dans de grands détails, il faut seulement faire observer que le spasme, quant à ses effets, doit être regardé comme dépendant tantôt de la tension des fibres, tantôt de leur relâchement, & qu'ainsi en quelqu'état que soient nos solides, leur action est toujours relative à leur tension ou à

____

(*r*) Dans sa Dissertation sur les Anti-spasmodiques, couronnée à Dijon en 1764.

leur relâchement, & la force de cette action en raifon directe de la tenfion & inverfe du relâchement ; d'où il fuit que toutes les fonctions, dont les folides font les agens, languiffent quand les folides font relâchés, font troublées & détériorées par la tenfion exceffive de ces organes, mais s'exécutent avec facilité & au grand avantage de la machine, lorfque cette tenfion eft modérée, & tient un jufte milieu entre l'excès de tenfion & celui du relâchement.

35 L'effet de ces refforts eft encore proportionné à la force des ftimulans qui excitent leur jeu. ; pour en prendre donc une jufte idée, il faut connoître ces ftimulans. Le fluide nerveux, car je ne fuis pas dans le cas de faire mention des caufes externes, le fluide nerveux (dis-je) eft le ftimulant des nerfs & celui qui détermine le mouvement mufculaire par fon impulfion : c'eft la maffe humorale qui donne lieu à la circulation, en irritant les ventricules du cœur, fes oreillettes & fes vaiffeaux. Je m'occuperai peu de la maniere dont le fluide nerveux opere le mouvement mufculaire ; je me contenterai de dire que l'irritabilité des fibres charnues eft plus vive & conféquemment ce mouvement plus violent lorfque le fluide nerveux, par fes quali-

tés particulieres ou l'impulſion qu'il a reçue, eſt devenu plus irritant ; & comme la connoiſſance des agens de la circulation eſt ici de la plus grande importance, je m'en tiendrai à une courte expoſition de la nature de la maſſe humorale.

36. On lui donne le nom de ſang : elle eſt compoſée d'une partie rouge & d'une partie ſéreuſe, dont la proportion varie à raiſon de la jeuneſſe & de la ſanté. La partie ſéreuſe, qui chez les jeunes gens & dans l'état ſain eſt à peu près la moitié de la maſſe totale, diminue au point de n'en faire plus que le $\frac{1}{5}$ dans la vieilleſſe, & ſe trouve plus ou moins abondante ſuivant la nature des maladies.

37. Cette ſéroſité eſt une ſubſtance aqueuſe, dans laquelle nage un mucilage très-fin qui s'évapore aiſément & ne ſe coagule point, une partie gelatineuſe & une eſpece de mucoſité, qui ſont collectivement à la ſubſtance aqueuſe dans la proportion de 1 à 6 ; c'eſt cette partie muqueuſe qui, par ſa diſpoſition à prendre une conſiſtance ſolide, en a impoſé à pluſieurs Phyſiologiſtes, qui ont admis dans le ſang une partie fibreuſe (s).

(s) J'ai ſuivi dans cettte expoſition le ſentiment de M. de Haller, dans ſes Elémens de Phyſiologie, *tom.* 2,

La férofité du fang a un goût falé qui annonce un fel ammoniacal ; elle eft la fource de toutes les humeurs qui fe féparent du fang : la lymphe même n'eft que cette férofité dans laquelle les parties muqueufes font en plus grande quantité que les aqueufes, & plus rapprochées que dans la férofité proprement dite.

Une chaleur fort inférieure à celle de l'eau bouillante fuffit pour faire perdre la fluidité à la férofité. M. de Sauvages a vu qu'elle blanchiffoit au 55e degré & fe coaguloit au 65e (t). M. de Haller a obfervé que le fimple repos condenfoit la partie muqueufe au point de la rendre folide (u) ; & M. Senac, que la portion gelatineufe étoit aifément diffoute par la chaleur (x).

38. La partie rouge du fang eft compofée de globules folides élaftiques d'une nature fulfureufe, d'une petiteffe égale à la cinq millieme partie d'un pouce (y) qui s'attirent mutuelle-

---

Liv. 3; & j'ai emprunté auffi quelques détails de M. Senac, dans fon Traité du Cœur, *tom.* 2, *Liv.* 3, *chap.* 4.

(t) Differtation fur l'Inflammation, à la fuite de l'Hæmaftatique de Halles, *p.* 241.

(u) Voyez le Chapitre des Elémens de Phyfiologie, que j'ai déja cité.

(x) Voyez le Chapitre cité du Traité du Cœur.

(y) Le Chapitre des Elémens de Phyfiologie déja cité.

ment, & dont l'adhérence eſt proportionnée à leur denſité, à leur qualité ſulfureuſe & à la quantité de la ſéroſité dans laquelle ils nagent.

39. L'air & le feu entrent dans la compoſition des différentes parties conſtituantes du ſang ; mais de même que les émanations électriques du ſang prouvent que la maſſe humorale contient des particules ignées ſurabondantes, la raréfaction du ſang fait voir qu'il y a auſſi dans cette liqueur un air ſurabondant différent de l'air fixé, & qui y jouit d'une partie de ſon élaſticité. La raréfaction de la maſſe humorale paroît n'avoir pas beaucoup de latitude. Le Docteur Martine a trouvé que du 10 au 30e degré de chaleur, le ſang ne ſe dilatoit que de $\frac{1}{100}$ de ſon volume (ζ) ; Stewenſon en porte l'effet beaucoup plus loin (*a*) : il eſt probable que cette raréfaction devient conſidérable quand le ſang eſt échauffé au-deſſus du 30e degré, & que ſa chaleur approche du 40e.

40. On remarque dans le ſang une viſcoſité qui diminue à raiſon de la chaleur qu'il acquiert, de façon cependant que la chaleur portée à un certain point, l'augmente au lieu

---

(ζ) Eſſais de Médecine d'Edimbourg, *vol.* 2, *art.* VII.
(*a*) Mêmes Eſſais, *art.* LXXVII, *vol.* 6.

de la diminuer : le fang au 33ᵉ degré a le moins de vifcofité poffible ; elle croît à proportion qu'elle s'éloigne de ce degré en haut ou en bas (*b*).

41. La quantité du fang eft ordinairement proportionnée à la capacité des vaiffeaux ; mais quelquefois la diminution des diametres fait que la quantité relative du fang eft trop grande : il arrive auffi quelquefois que les diametres reftant les mêmes, cette même quantité relative eft augmentée par la raréfaction [39].

42. La qualité de la maffe humorale varie par la combinaifon différente de fes parties intégrantes. Elle eft d'autant plus denfe, que le rapport de la partie rouge à la partie féreufe eft plus grand ; & d'autant moins denfe, que la férofité domine davantage ; d'autant plus fluide qu'elle eft moins vifqueufe [40] ; d'autant plus âcre, que la partie gelatineufe & la muqueufe ont été plus atténuées, plus animalifées, & que le fel ammoniac eft plus développé, plus à nud & la partie aqueufe moins abondante ; d'autant plus douce, qu'elle contient plus de parties aqueufes & que les mu-

---

(*b*) Elémens de Phyfiologie de M. de Sauvages, *p.* 49, §. 154.

queuses & les gélatineuses sont plus rapprochées de l'état mucilagineux, de l'état végétal.

43. On sçait par les expériences de M. de Haller, que c'est par son volume & par ses qualités particulieres que le sang irrite le cœur & les vaisseaux, & excite leur action.

On sçait que cette action est proportionnelle à la tension ou au relâchement de ces organes & au degré d'irritation qu'ils éprouvent [34]; & dès-lors on voit,

44. Que tout ce qui est capable de tendre ou de relâcher les vaisseaux, & conséquemment de diminuer ou d'augmenter leur diametre; tout ce qui peut rendre le sang plus ou moins acrimonieux ou l'édulcorer, diminuer ou augmenter sa quantité; influe sur la circulation: de façon qu'en général, la circulation sera d'autant plus égale, d'autant plus paisible, que la capacité des vaisseaux sera plus proportionnée au volume de la masse humorale, & que le sang sera plus fluide, ses principes plus réguliérement combinés; enfin, que sa fréquence ou sa lenteur, sa force ou sa foiblesse seront relatives aux différens états des solides, aux différentes qualités des fluides, & à leur quantité respective.

45. C'est par la vîtesse, par la force du

pouls & par fa régularité, qu'on juge de la vivacité & de la facilité de la circulation.

Le pouls d'un homme fain, d'un moyen âge & d'une taille moyenne, bat depuis 60 à 80 fois par minute : l'âge, le mouvement, les affections de l'ame & les maladies en augmentent ou en diminuent la fréquence. On a vu des vieillards dont le pouls battoit à peine 30 à 40 fois par minute ; un mouvement violent a quelquefois occafionné plus de 100 pulfations dans le même intervalle de tems. Dans la fievre le nombre des pulfations eft fouvent de 120 ; & l'on a obfervé pendant une épidémie maligne, que la fréquence du pouls étoit fi grande qu'on comptoit jufqu'à 140 pulfations dans une minute (c).

46. La fréquence, la force, la régularité du pouls, indiqueront donc bien fûrement l'état de la circulation ; & comme la plupart de nos fonctions, telles que l'hématofe, la nutrition,

---

(c) Tous ces détails font tirés du Traité du Cœur de M. de Senac, *tom. 2, p.* 214 *& fuiv.*

Des Notes de M. de Sauvages, fur l'Hœmaftatique de Halles, *p.* 3.

Des Elémens de Phyfiologie de M. de Haller, *tom. 2, liv. 6, fect.* 2.

les fecrétions, les excrétions, l'abforption, la tranfpiration & la chaleur animale font tellement fubordonnées à la circulation, que leur perfection dépend de celle de cette fonction, c'eft par le pouls qu'on connoîtra leur état. Toutes languiffent, à l'exception del'abforption [56], quand le pouls eft lent & foible ; & toutes, excepté la tranfpiration & la génération de la chaleur animale, diminuent fi le pouls bat plus de 100 fois par minute ; & décroiffent à proportion que la vîteffe du pouls augmente (*d*).

Les fecrétions exigent en effet de la part de l'organe où elles fe font, un ton modéré, & de celle des fluides une combinaifon exacte de leurs principes ; d'où réfulte un mouvement régulier, ni trop lent ni trop accéléré. Je pourrois multiplier les preuves de cette vérité ; mais me reftreignant à ce qui eft néceffaire pour la folution du problême, je ne m'arrêterai qu'à ce qui concerne la chaleur animale, la tranfpiration & l'abforption.

47. La chaleur qu'on obferve dans les animaux paroît indépendante de celle de l'atmofphere ; & quoiqu'elle foit un peu moindre en

---

(*d*) L'endroit cité des Elémens de Phyfiologie de M. de Haller.

hiver qu'en été (*e*) , tout concourt à prouver que les animaux vivans portent dans leur sein un foyer d'où cette chaleur émane.

Tous les corps s'échauffent par le frottement, & la chaleur qui en résulte, est en raison composée de la célérité du frottement, de la densitté des corps frottés, & du phlogistique qu'ils contiennent.

Un mêlange de liqueurs acides & alkalines s'échauffe aussi sensiblement ; & une pâte composée de phlogistique & de parties salines & ferrugineuses , s'échauffe de même par un mouvement intestin.

D'après ces vérités physiques , on a imaginé différentes hypotheses pour expliquer la génération de la chaleur animale.

Quelques Physiologistes l'ont attribuée au mouvement intestin des particules de la masse

---

(*e*) M. de Senac , dans son Traité du Cœur , prétend qu'elle est à peu près la même en Eté qu'en Hiver , & sous la ligne équinoxiale qu'en Europe , *tom. 2 , liv. 3 , chap. 9 , p. 246 & suiv.* M. de Sauvage , dans sa Physiologie , dit qu'en Hiver elle est de 3 degrés moindre qu'en Eté.

M. de Haller , dans ses Elémens de Physiologie , *vol. 2 , p. 35 & 36* , expose tous ces sentimens , & paroît pencher pour celui de M. de Sauvage.

humorale ; d'autres au choc & au frottement de
ces particules entr'elles ; ceux-ci, au frottement
que les globules éprouvent en passant dans les
vaisseaux capillaires, où ils ne peuvent s'enfiler
qu'un à un ; ceux-là, enfin, ont prétendu que le
mouvement intestin des parties intégrantes du
sang, réuni à ce frottement des globules, étoit
la véritable cause de la génération de la chaleur. Les partisans de cette derniere hypothese,
qui me paroît la plus vraisemblable, different
entr'eux sur l'organe où la chaleur s'engendre :
les uns veulent, avec Douglas, que tous les vaisseaux capillaires du corps servent de foyer à
cette chaleur, tandis que M. Raimond attribue
exclusivement cette propriété à la peau (*f*).

Mais sans prendre parti pour Mortimer,
Bergerus, Boheraave, Douglas, Martin, Ste-
wenson, de Haller, de Sauvage ou Raimond,
je me contenterai de faire remarquer que,

48. Cette chaleur est d'autant plus grande,
que la circulation est plus forte & plus rapide ;
que la partie rouge prédomine davantage ; que
la masse humorale a plus d'acrimonie & les solides plus de densité, plus de tension.

____

(*f*) Voyez sa Dissertation sur les Bains, qui a remporté le prix de l'Académie de Dijon, en 1755.

La chaleur d'un homme sain éleve la liqueur du thermometre à la hauteur de 31 , 32 ou 33 degrés (*g*) : le mouvement & la maladie augmentent l'intensité de cette chaleur jusqu'au 36 & 37ᵉ, presque jamais jusqu'au 40ᵉ, quoiqu'on l'ait observé dans une fievre maligne.

L'atmosphere est toujours moins chaude que notre sang , & l'on croit communément que l'homme & les autres animaux ne pourroient pas vivre dans un air dont la chaleur excéderoit le 37ᵉ degré ; cependant la Caroline est habitée, quoique la chaleur y soit portée quelquefois jusqu'au 45 (*h*). Des malades ont supporté , dans des bains , une chaleur de 40 (*i*) ; il est vrai qu'il seroit impossible de rester exposé longtemps à un pareil degré , & qu'on souffre plus

---

(*g*) M. de Senac , Traité & Volume déja cités , *p.* 248 & 249 , dit que la maladie la plus ardente l'augmente à peine de 3 ou 4 degrés.

On voit dans les Elémens de Physiol. de M. de Haller, *second vol. p.* 36 & 37 , que dans différentes maladies la chaleur a été plus loin que le terme que M. de Senac lui fixe.

(*h*) Elémens de Physiol. de M. de Haller , *tom.* 2 , *p.* 37.

(*i*) Mémoires de l'Académie Royale des Sciences de Paris , année 1747 , *p.* 271 ; & année 1752 , *p.* 637.

aifément une diminution confidérable de chaleur que la plus légere augmentation.

Là raréfaction, quand la chaleur eft plus forte
que la naturelle, rompt l'équilibre qui fe trouve
entre l'air interne & externe. Les folides éprouvent auffi une raréfaction, & peu à peu un
defféchement : la circulation qui commence par
être forte & vive, fe détériore, languit &
ceffe.

L'impreffion du froid, en condenfant au contraire les folides & les fluides, augmente la
force de la circulation quand la froidure n'eft
pas exceffive, & quand le corps n'eft pas affoibli, de façon que fi le froid extérieur abforbe
une partie de la chaleur animale, il en augmente fouvent la fomme, en augmentant la
force génératrice de cette même chaleur (k).

(k) On voit dans l'extrait de l'hiftoire du Groenland,
Journal Encyclopédique, Mars, *premier vol.* de cette
année 1767, *p. 99*, que les Groenlandois, qui habitent
un pays où dans les hivers modérés l'efprit de vin fe
fige comme l'huile d'olive dans nos climats, engendrent
une chaleur fi forte, que lorfqu'ils font plufieurs dans
une de leurs chaumieres, où ils reftent nuds, il s'ex-
hale de leur corps une vapeur fi chaude, qu'un Euro-
péen ne peut pas refter dans leurs affemblées, même

49. Le feu donne des especes d'aîles aux molécules de la matiere auxquelles il s'unit, & les volatilife : c'eft par cette raifon qu'il s'éleve de tous les corps une vapeur plus ou moins fenfible, fuivant le degré de chaleur de ces différens corps & la fixité de leurs principes. Il n'eft donc pas étonnant que la chaleur animale donne lieu à l'infenfible tranfpiration, & d'autant moins que la ftructure du corps humain la favorife.

50. Ce corps a deux furfaces, l'une interne & l'autre externe ; j'appelle interne celle des parties qui forment les parois des différentes cavités du corps & des différens vifceres, tels que le poumon, l'eftomac & les inteftins, & celle de quelques membranes, comme le péritoine, la membrane commune des mufcles, &c. La peau eft la furface externe.

Tous les vaiffeaux artériels fe fubdivifent en des ramifications infinies, & la plupart des dernieres de ces ramifications fe terminent fur ces différentes furfaces, où elles verfent la liqueur qu'elles contiennent ; de forte que fans

---

dans les jours les plus froids, fans être obligé d'effuyer la fueur qui lui coule du front, & fans être contraint d'en fortir quelques momens après.

faire attention à la transpiration qui doit se faire, en raison de la chaleur, par les pores physiques & organiques des parties du corps, on doit reconnoître qu'il s'en fait une par les pores artériels, & qu'il y a deux especes de transpiration, l'une interne & l'autre externe, qui, toutes deux, diminuent la masse réelle des humeurs, par une évacuation proportionnée à la quantité des molécules humorales qui peuvent pénétrer dans ces dernieres ramifications artérielles, & à la force de la puissance qui les pousse ; évacuation, dont des observations sans nombre prouvent l'importance, mais dont celle qui se fait par l'extérieur mérite particuliérement notre attention.

51. Les expériences de Sanctorius (*l*), de Dodart (*m*), de Keil, de Robinson, & de beaucoup de Sçavans cités par M. de Haller (*n*), prouvent que de toutes les évacuations que le corps éprouve, celle-ci est la plus considérable ; & il est démontré qu'elle est aux autres en

____

(*l*) Statique de Sanctorius, avec les Commentaires du Docteur Nougues.

(*m*) Statique de Dodart.

(*n*) Elémens de Physiologie de Haller, *tom. 5*, *liv. 12*, *sect. 2*.

raifon de 15 à 12 : dès-lors on fent combien fa fuppreffion totale ou fa diminution peuvent occafionner de mal.

52. La matiere de la tranfpiration eft principalement compofée de la partie aqueufe du fang ; mais à laquelle font unies des portions muqueufes, falines, gélatineufes & globuleufes, de l'air & du fluide électrique (*o*).

Ce font les organes de la circulation qui donnent l'impulfion à cette matiere, & furmontent la réfiftance que les pores artériels oppofent au paffage de cette même matiere ; d'où il fuit que la tranfpiration eft en raifon compofée de la directe de l'abondance de la matiere tranfpirable & de la force de l'impulfion, & de l'inverfe de la réfiftance des vaiffeaux.

Or, la denfité, la vifcofité de la maffe humorale, l'évacuation confidérable de la partie féreufe, font autant de caufes qui diminuent la quantité de la matiere tranfpirable.

La réfiftance des vaiffeaux exhalans eft augmentée par l'âcreté de la maffe humorale, par la tenfion des folides. Le relâchement univerfel, l'épuifement affoibliffent la circulation, & con-

------

(*o*) Endroit cité du tom. 5.

féquemment l'impulsion néceffaire à la tranfpiration.

53. Tout ce qui attenuera la maffe humorale, lui fournira des parties aqueufes ou l'édulcorera, favorifera donc la tranfpiration.

On reconnoît dès-lors pourquoi l'on tranfpire plus dans la jeuneffe que dans la vieilleffe, en été qu'en hiver, le jour que la nuit, quand on a bien mangé qu'alors qu'on eft à jeun, quand on fe porte bien qu'alors qu'on eft malade; pourquoi le mouvement, la joie & le plaifir augmentent la tranfpiration; tandis que le repos, le chagrin & la douleur la diminuent; pourquoi à température égale l'on tranfpire plus dans l'eau qu'à l'air, & moins quand on eft trop chargé de couverture ou d'habits qu'alors qu'on en a dont la pefanteur n'eft proportionnée qu'au befoin de chaleur auquel ils doivent fatisfaire.

54. Cet effet de la pefanteur a fait croire à quelques Médecins que celle de l'eau devoit dans le bain empêcher la tranfpiration, mais la réflexion diffipe cette erreur, & l'expérience éclaire fur l'action de l'eau dans le bain relativement à cette fonction.

Si dans un vafe retréci dans fon milieu & y formant un canal de deux à trois lignes, on verſe un liquide quelconque, dont on rempliſſe la portion inférieure, & qu'enſuite on faſſe couler dans l'autre partie du vaſe un autre liquide ſpécifiquement plus peſant que le premier, le plus léger s'élevera à la ſurface de l'autre ; on diſtinguera dans le canal qui ſépare les deux parties du vaſe mis en expérience, une colomne montante & une deſcendante, & l'on verra que le fluide qui monte, mettra d'autant moins de tems à prendre la place de celui qui deſcend, que la différence entre les peſanteurs reſpectives ſera plus grande.

D'où l'on doit conclure que la matiere de la tranſpiration étant ſpécifiquement plus légere que l'eau dans laquelle elle ſort, elle doit s'élever à la ſurface de cette eau, loin d'être repouſſée & arrêtée dans ſes vaiſſeaux, & d'autant plus facilement qué, toutes choſes égales, cette eau par ſes qualités aura donné plus de force aux cauſes de la tranſpiration [53].

55. Auſſi les obſervations les moins ſuſpectes prouvent-elles que la tranſpiration qui ſe fait dans le bain, eſt beaucoup plus conſidérable que celle qui ſe fait hors du bain.

Keil tranſpiroit par heure, dans ſon état naturel, trois drachmes & vingt-ſept grains, & dans le bain une demi‑livre ; ce qui donne une différence qui est en raison de 1 à 19 (*p*).

On voit par l'épreuve que M. Lemonier fit sur lui-même, que dans un bain, dont la chaleur étoit de 32 degrés ½, sa transpiration fut à celle qu'il éprouvoit hors de l'eau comme 28 : 1 ; & que s'il eût pu rester pendant demi-heure dans un bain chaud au 39 degré, le rapport de l'un à l'autre auroit été de 152 : 1 (*q*).

Il ne faut pas croire cependant que la diminution qu'on observe dans le poids du corps, indique avec précision la somme de matiere qui a transpiré pendant le bain : cela ne peut être vrai que dans le cas où le bain seroit très-chaud, parce qu'alors il ne se fait point d'absorption ;

(*p*) Essais de Keil sur la force du Cœur, &c. *Aphorisme* XXV.

(*q*) On voit dans les Mémoires de l'Académie des Sciences de Paris, année 1747, p. 270 & 271, que M. Lemonier étant à Bareges, prit pendant dix-huit jours un Bain au 34 degré, il transpiroit alors une demi-once par demi-heure ; & pendant le même espace de tems, il transpira dans ce Bain tantôt onze, tantôt treize ou quatorze onces, & que huit minutes d'un Bain plus chaud lui firent perdre 20 onces 2 gros ; de sorte que s'il eût pu soutenir ce Bain autant de tems que les autres, sa transpiration auroit été probablement de 76 onces.

mais dans toutes les autres circonſtances, l'abſorption compenſe les pertes, & le réſulat des expériences ne donne que l'excédent de la tranſpiration ſur l'abſorption.

56. Cette abſorption qui n'eſt autre choſe que l'effet de l'action des vaiſſeaux capillaires veineux, par laquelle ces vaiſſeaux attirent & pompent les liquides qui ſe trouvent dans la ſphere de leur attraction ; cette abſorption, (dis-je) ſuit des loix, à peu de choſe près, diamétralement oppoſées à celles de la tranſpiration : & elle eſt d'autant plus grande, que la maſſe humorale eſt plus dépouillée de ſéroſité, les vaiſſeaux plus ſecs & conſéquemment plus étroits, &, toutes choſes égales, la circulation plus lente ; car ſi la vivacité de la circulation produit une déperdition conſidérable d'humeurs, ſi elle évacue ſur-tout une grande quantité de parties ſéreuſes, l'abſorption n'eſt pas moins augmentée, quoique le mouvement du ſang ſoit accéléré.

57. Les vaiſſeaux abſorbans ſont de même que les exhalans, des ramifications extrêmement petites, qui ſe terminent ſur les ſurfaces internes & externes du corps ; ce qui donne deux eſpeces particulieres d'abſorption. Par la premiere, le chyle, l'air fixé qui s'échappe des

alimens & tous les fluides déposés dans quelques cavités ou sur quelques parties, sont pom-
pés & portés dans le torrent de la circulation :
c'est par la seconde que l'air & les vapeurs dont
il est chargé, que les liquides dans lesquels le
corps est plongé ou dont ils sont imbus, sont
attirés & mêlés à la masse humorale.

Pour sentir jusqu'à quel point se porte l'absorption interne, il suffit de faire attention au
développement des fievres putrides stercorales,
à la guérison de quelque hydropisie, à la ré-
solution de quelque extravasation sanguine, & à
la maigreur qui suit les jeûnes excessifs.

L'expérience démontre la force de l'absorption
externe, par l'effet de l'air humide sur les personnes fatiguées (r), par la facilité avec laquelle
les personnes exténuées par des évacuations
excessives, ou des jeûnes indiscrets ou involon-

(r) Keil fait mention d'un jeune homme qui, après
avoir bien fatigué pendant la journée, coucha à un
air humide, & se trouva le lendemain être de dix-huit
onces plus pesant que la veille.

On lit dans le Dictionnaire de Médecine, au mot
Bain, qu'un homme après avoir fait une course longue
& avoir dormi douze heures dans un lit bien chaud,
pesoit trois livres d'Angleterre plus qu'avant son sommeil.

taires, & dont la circulation eft ralentie par le chagrin, contractent les maladies épidémiques (*s*), & par l'abondance d'urine que l'on rend ordinairement dans le bain & après qu'on en eft forti.

La peau eft l'organe de l'abforption externe, comme de la tranfpiration extérieure ; & comme c'eft fur elle que l'eau du bain doit agir, achevons le tableau du corps humain par l'expofition de fa ftructure & de fes ufages.

58. Elle eft un tiffu membraneux, dont les fibrilles font très-rapprochées, & qui conféquemment a dans un degré très-éminent toutes les qualités des fibrilles dont elle eft compofée : elle eft très-élaftique, très-ductile, très-folide & très-poreufe.

Une infinité de nerfs & de vaiffeaux rampent dans ce tiffu : les nerfs s'y terminent en petites houppes qui forment l'organe du tact ; elle eft

---

(*s*) Tous les Auteurs qui ont écrit fur la pefte, obfervent que cette maladie attaquoit principalement les perfonnes foibles, pufillanimes, ou dévorées par quelque chagrin.

J'ai vu dans plufieurs épidémies, que les femmes & les pauvres étoient ceux fur lefquels la contagion avoit le plus de prife.

percée d'une infinité de petits trous qui sont
les uns des pores organiques, les autres les
orifices des vaisseaux absorbans, exhalans & des
canaux excrétoires des glandes parsemées dans
ce tissu, & qui filtrent une liqueur onctueuse
qui s'épanche à la surface.

Cette liqueur entretient dans les houppes nerveuses & dans le tissu de la peau, une souplesse,
d'où dépendent la finesse de l'organe, du tact
& la ductilité de la peau.

On trouve immédiatement sur la peau une
espece de réseau d'une consistance muqueuse,
dont les mailles sont remplies par les papilles
nerveuses & les orifices des différens vaisseaux
excrétoires inhalans & exhalans ; ce réseau est
recouvert & paroît faire partie d'une membrane
très-fine absolument insensible, nommée épi-
derme, qui est écailleuse & percée comme la
peau d'une infinité de trous.

Sous la peau est un corps cellulaire, qui
paroît n'en différer qu'en ce que les membranes
dont il est formé ne sont point exactement
collées les unes aux autres. Les vaisseaux & les
nerfs qui se portent à la peau passent à travers
ce tissu cellulaire ; différentes glandes y sont
comme enfouies ; il s'y ouvre beaucoup de vaisseaux absorbans ; une humeur huileuse, connue

fous le nom de graiffe y eft dépofée, fe porte au dehors, à travers les pores organiques de la peau, s'infinue entre les fibrilles & les lames membraneufes de fon tiffu & s'y fige.

59. La fenfibilité exceffive de la peau fait que la plus légere irritation occafionne une contractilité de fon tiffu, qui, de chaque ouverture par où paffent les vaiffeaux qui s'ouvrent à fa furface, fait comme autant de fphincters qui retréciffent ces vaiffeaux & même les ferment très-fouvent.

60. Un des principaux ufages de la peau eft de réfifter, d'une part aux efforts que le fang, par fa preffion latérale, fait pour dilater les vaiffeaux, tandis que de l'autre elle diminue l'effet de la preffion de l'air extérieur fur ces mêmes vaiffeaux.

61. Le tiffu cellulaire, par fa molleffe, contribue auffi à modérer l'impreffion des agens phyfiques, tant externes qu'internes ; & il n'eft prefque jamais que dans un état paffif. Les liqueurs qui y font dépofées peuvent y féjourner long-temps, y acquérir différentes acrimonies, & n'y ont d'autre mouvement que celui qu'elles reçoivent du jeu des vaiffeaux, des mufcles & de la peau ; elles circulent cependant quelquefois, mais par le moyen des vaif-

feaux abforbans qui, après les avoir pompées, les ramenent dans le torrent de la circulation.

Ce tiffu eft d'une fi grande étendue, que s'enfonçant dans les parties du corps les plus intimes, il n'eft aucun nerf, aucun vaiffeau, aucune fibre qu'il n'enveloppe. Il en réfulte une communication directe entre toutes les parties du corps, par le moyen de laquelle les humeurs qui font dépofées dans ce tiffu parcourent fouvent toute la machine fans être chariées par les vaiffeaux ; ce qui fait une efpece de circulation devinée par les Anciens, mais qui a été mieux connue de nos jours (*t*).

62. Le corps humain envifagé fous les différens points de vue, fous lefquels je viens de le préfenter, nous offre donc une machine, dont toutes les parties correfpondent entr'elles par la fympathie des nerfs, par la circulation du fang, & par une autre efpece de circulation qui ré-

---

(*t*) Il faut voir à ce fujet la Thèfe de M. Thiery, Docteur, Régent de la Faculté de Médecine de Paris, foutenue en 1757, fous ce titre : *An in cellulofo textu frequentius morbi & morborum mutationes.*

Et fur-tout l'excellent Traité du Corps muqueux, donné en 1766, par M. Bordeu, auffi Docteur, Régent de la Faculté de Médecine de Paris, & Docteur de celle de Montpellier.

fulte de la continuité & de l'étendue du tiffu cellulaire.

Une machine dont les effets font relatifs à la ftructure des refforts qui la compofent ; dont les refforts font fufceptibles de différens degrés de tenfion & de relâchement ; dans laquelle roulent des liqueurs qui agiffent & réagiffent par leur qualité & leur quantité.

63. Une machine, enfin, dont la plus grande partie des mouvemens, & peut-être tous, font dirigés par un principe fpirituel, qui agiffant relativement à des perceptions agréables ou dé-fagréables, & ne pouvant employer que des refforts fouvent viciés & dont fouvent il altere lui-même l'état, produit néceffairement de fa-lutaires effets, mais dont les efforts doivent fréquemment être modérés ou excités.

Le Bain eft un des moyens que l'art emploie fouvent avec fuccès, pour feconder ou diriger ce principe confervateur : appliquons - nous maintenant à déterminer fon action, pour pou-voir indiquer les circonftances dans lefquelles il faudra y avoir recours & les regles qu'on doit fuivre dans fon ufage.

SECTION III.

64. On vient de voir que le corps est composé d'une substance matérielle, qui a des qualités qui lui sont propres : on vient de voir que l'union d'un principe spirituel à cette matiere, lui donne des facultés absolument-dépendantes de cette union. C'est par la combinaison de ces différentes forces & par leur énergie, que s'exécutent ou s'alterent toutes les fonctions : si le bain est capable de prévenir ou de corriger les désordres qui peuvent résulter de l'action de ces différentes forces, ce ne peut être qu'en modifiant la substance matérielle ; ce ne peut être qu'en excitant ou modérant les efforts du principe spirituel qui anime cette substance.

Pour déterminer quelle est la maniere d'agir du Bain aqueux, il faut donc examiner comment le Bain peut agir sur les parties constituantes du corps, abstraction faite du principe qui l'anime, & quel effet il peut produire sur le corps vivant. L'expérience nous éclairera sur le premier objet ; l'observation nous guidera dans l'examen du second.

65. Quoique la préfence d'une plus ou moins grande quantité de particules ignées donne à l'eau des qualités abfolues [3], elle n'eft réellement dite froide ou chaude que relativement à l'état du corps auquel elle eft appliquée, & l'eau ne paffera pour froide ou pour chaude qu'autant qu'elle s'approchera ou s'éloignera davantage de la chaleur du corps qu'elle touchera.

Il fuit de cette fenfation relative, qu'on ne peut que très-difficilement caractérifer les différentes efpeces de Bain : mais pour avoir un point fixe d'où l'on puiffe partir, & vu qu'on fe baigne ou dans l'eau froide ou dans l'eau fraîche, ou dans l'eau tiéde ou dans l'eau très-chaude, j'admettrai avec Baccius (*u*) quatre efpeces de Bains.

66. J'appellerai Bain froid, celui dont l'eau fera fur le point de fe geler, ou ne fera éloignée du terme de la glace que de dix à douze degrés.

67. Le Bain frais, celui dont la température s'étendra depuis le douzieme degré jufqu'au vingt-feptieme.

68. Lorfque l'eau fera chaude au vingt-

(*u*) *Baccius de thermis veterum*, chap. XXI.

feptieme degré & au-deffus, jufqu'au trente-quatrieme, je dirai que le Bain eft tiede.

69. Je donnerai le nom de Bain chaud à celui dans lequel la liqueur du Thermometre s'élevera du trente-quatre au quarantieme, & même au-deffus.

Puifque c'eft à raifon des degrés de chaleur que l'eau aura acquis, que l'on établit les différentes efpeces de Bains, il eft donc néceffaire d'examiner fucceffivement quel effet produit l'eau appliquée au corps dans un état de froideur, de fraîcheur, de tiédeur & de chaleur.

Première Expérience.

70. J'ai pris une bandelette de peau de la largeur de huit lignes, qui avoit fix pouces de longueur & qui pefoit un gros & deux fcrupules; je l'ai plongée dans de l'eau, dont la température excédoit à peine d'un degré le terme de la glace; au bout d'une heure cette bandelette s'étoit racourcie d'environ une ligne, & fa pefanteur étoit augmentée de $\frac{1}{18}$; mais fa largeur & fa molleffe différoient peu de celles qu'elle avoit avant l'expérience.

II.e Expérience.

En ajoutant de l'eau chaude à celle de la premiere

miere expérience, je lui ai donné une chaleur égale à douze degrés. J'ai foutenu, autant qu'il m'a été poffible, cette chaleur au même degré pendant une heure : la bandelette, quand je l'ai retirée du bain, étoit plus longue de deux lignes qu'alors que je l'avois mife en expérience: fa pefanteur étoit augmentée de $\frac{1}{12}$; elle étoit fenfiblement plus molle qu'avant d'avoir été mife dans l'eau, & fa largeur paroiffoit un peu augmentée.

III. Expérience.

72. La même bandelette, plongée dans de l'eau qui avoit diffous la quatrieme partie de fon poids de fel marin, & dont la chaleur étoit de douze degrés, ne s'eft allongée également que de deux lignes, mais fa pefanteur étoit augmentée de $\frac{1}{10}$ (*x*).

IV. Expérience.

73. J'ai pris une bandelette de la même peau, dont la largeur étoit de 8 à 9 lignes, & la lon-

---

(*x*) Je me fuis décidé pour la proportion du quart de fel marin fur trois quarts d'eau, dans l'intention de pouvoir toujours argumenter à *fortiori*.

D

gueur feulement de 5 pouces 9 lignes : elle pefoit 1 gros & 36 grains. Je l'ai mife dans de
l'eau qui avoit 20 degrés de chaleur & que j'ai
échauffée jufqu'au 34e; j'ai foutenu cette chaleur
en mettant de tems en tems de l'eau chaude,
& quand au bout d'une heure j'ai retiré ma
bandelette, j'ai trouvé que fa longueur étoit de
6 pouces. Sa molleffe m'a paru très-fenfible, &
en la pefant, j'ai reconnu qu'elle pefoit un gros
& deux fcrupules ; qu'ainfi, elle avoit crû de
près d'une ligne en largeur, de trois en longueur, & que fon poids étoit augmenté de $\frac{1}{9}$.

V. EXPÉRIENCE.

74. J'ai continué à échauffer mon eau, & quand
lé thermometre, qui y étoit plongé, m'a eu an-
noncé que fa chaleur étoit au 40e degré, j'y ai
mis ma bandelette. J'ai entretenu quelque tems
cette même chaleur, je l'ai pouffée enfuite jufqu'au 50e degré ; & lorfque j'ai retiré ma bandelette, j'ai vu qu'elle s'étoit recoquillée à-peu-près
comme du parchemin préfenté au feu, s'étoit
durcie, & avoit augmenté d'épaiffeur ; mais fa
longueur n'étoit plus que de 3 pouces 5 lignes ;
elle en avoit perdu un peu plus du tiers : elle
avoit auffi perdu de fon poids, car fa pefanteur

n'étoit au sortir de ce bain que de 1 gros & 30 grains de $\frac{1}{9}$ moins que celle qu'elle avoit quand je l'y avois plongée.

La surface de la bandelette paroissoit à l'œil nud très-inégale ; le doigt la sentoit comme hérissée de petits tubercules ; le microscope les rendoit sensibles & y faisoit appercevoir des facettes à-peu-près semblables à celles qu'on voit sur la surface des truffes.

VI. Expérience.

75. A la bandelette de peau, j'ai substitué une portion de l'artere crurale de la longueur de 8 pouces ; je lui ai fait subir les mêmes épreuves qu'à la bandelette, & chaque expérience m'a donné des résultats absolument conformes à ceux que j'avois eus en opérant sur la bandelette. Mais mon intention étoit de connoître l'effet que ces différentes immersions produiroient sur les diametres de ce vaisseau ; les mesures que j'en pris ne m'ayant pas paru assez décisives, je crus que je réussirois mieux en observant combien la même quantité d'eau, poussée par une même force, mettroit de tems à passer à travers ce vaisseau échauffé successivement comme la bandelette des Expériences 1re, 2me, 3me, 4me, 5me.

J'ai donc pris une de ces feringues qui font
ajuftées à un tabouret, dont le canon eft dans
une fituation perpendiculaire & le tuyau recour-
bé; j'ai chargé le pifton d'un poids de 12 livres;
j'ai fubftitué à l'efpece de canule un tuyau de
fer blanc à-peu-près du calibre de l'artere, &
auquel je l'ai fucceffivement adaptée; alors j'ai
rempli la feringue d'une eau au degré tempéré,
& j'ai vu que cette eau mettoit plus de tems à
s'écouler, quand l'artere fortoit d'une eau qui
n'avoit que 10 degrés de chaleur, qu'alors qu'elle
avoit trempé dans une eau qui étoit échauffée
jufqu'au 33e, & qu'elle en employoit bien davantage encore, lorfque cette artere avoit été
expofée à une chaleur fort au-deffus de 40.

VII. Expérience.

76. Halles, dans fon Hœmaftatique, (*y*) a démontré que la froideur, de même qu'une chaleur
vive de l'eau qui couloit dans les vaiffeaux, di-
minuoit leur diametre, & qu'une chaleur modérée les augmentoit. J'ai cherché à conftater la
même vérité, par un procédé peu différent du
fien.

(*y*) Voyez la XV Expérience de Halles, dans fon
Hœmaftatique, traduite par M. de Sauvages.

Au robinet d'une fontaine de rozette, j'ai adapté un tuyau de fer blanc d'un diametre égal à celui d'une autre portion de l'artere crurale; j'ai donné à l'eau successivement les mêmes dégrés de chaleur que dans les expériences précédentes, & j'ai eu soin de la maintenir à chaque épreuve à la même hauteur.

Quand l'eau a eu 30 degrés de chaleur, elle s'est écoulée en très-peu de tems. Elle en a mis davantage lorsque sa température étoit de 10 degrés, & beaucoup plus encore quand sa chaleur égaloit celle de 50 degrés.

VIII. Expérience.

77. En tenant pendant plusieurs jours un cadavre dans l'eau, Bellini s'est convaincu que l'eau pénetre les parties les plus intimes du corps. C'est une observation que de ma connoissance plusieurs Chirurgiens, commis aux rapports, ont faite en procédant à l'ouverture de quelques noyés.

IX. Expérience.

78. Tous les Anatomistes sçavent, & je l'ai toujours éprouvé de même dans le cours de mes dissections, que pour injecter avec facilité un cadavre, il faut le plonger dans l'eau chaude, &

que les injections réuſſiſſent d'autant mieux, que la chaleur de l'eau approche plus de 40 degrés, & d'autant moins, qu'elle eſt plus éloignée de ce terme en plus ou en moins.

79. Dans les ſept premieres de ces expériences, l'eau agit ſur des portions de ſolides iſolées & livrées à leur propre force : c'eſt le corps entier, mais privé de vie, qui, dans les deux dernieres, a été expoſé à ſon activité. Expliquer par quel méchaniſme l'eau a donné lieu aux différens phénomenes que ces expériences nous offrent ; ce ſera donc déterminer l'action du Bain ſur le corps, conſidéré en faiſant abſtraction de ſon union avec le principe ſpirituel qui l'anime.

80. Or, on voit par les cinq premieres Expériences qu'une bandelette de peau, plongée dans l'eau, a éprouvé différens changemens dans ſa conſiſtance & dans ſes dimenſions, mais toujours relativement aux degrés de chaleur de l'eau qu'on a employée ; & l'on reconnoît que les molécules aqueuſes, pouſſées par leur peſanteur [6] contre là bandelette qui eſt poreuſe, [58] ont été attirées par les parties intégrantes de cette bandelette, ſe ſont introduites dans ſon tiſſu par ſes pores, & que la fluidité de l'eau en a favoriſé l'introduction [2].

Ces molécules en s'introduisant ont fait effort sur les fibrilles, dont la bandelette étoit composée, & sur leurs élémens [23]; par cet effort les fibrilles & leurs parties intégrantes ont été un peu écartées les unes des autres, & leur contact en a été affoibli; [24] les molécules aqueuses après s'être introduites, ont adhéré aux particules des solides; la densité de ceux-ci a été diminuée par cette adhésion; ils ont été forcés d'occuper un plus grand espace : de-là, l'augmentation des dimensions & de la pesanteur de la bandelette; de-là, son amollissement, mais effets toujours proportionnés à la quantité d'eau qui s'est introduite.

81. Si dans la premiere expérience la bandelette a perdu un peu de sa longueur, & acquis très-peu de pesanteur; c'est donc parce qu'il s'y est introduit peu d'eau : & quand on se rappelle que l'eau est pesante, & que par sa pesanteur elle presse les fibres les unes contre les autres & augmente leur contact mutuel; que les particules ignées cherchent, pour ainsi dire, le niveau; que les corps froids absorbent en conséquence une partie de celles qui se trouvent dans les corps moins froids, & qu'il en résulte une condensation plus ou moins grande de ces derniers; quand on fait attention que le mo-

ment où l'eau est sur le point de geler , est celui où sa viscosité est la plus grande [3] , & conséquemment sa fluidité la moindre ; il est facile de rendre raison de ce qui s'est passé dans cette expérience.

On voit d'abord que la bandelette a été raccourcie , parce que la froideur de l'eau , en absorbant les particules ignées & en figeant , pour ainsi dire , le gluten de la fibrille , a augmenté le contact de ses élémens & celui des fibrilles entr'elles ; parce que cette condensation des fibrilles a rétreci les pores & diminué leur nombre [24, 26] ; de sorte que l'eau , dont la fluidité ne favorisoit que foiblement la pénétration , n'a pu s'introduire qu'en très-petite quantité dans la fibrille , & conséquemment n'a pu balancer l'effet du froid ni s'opposer au raccourcissement de cette fibrille ; & si celle-ci a augmenté de poids , c'est que la succion des pores , aidée de la pesanteur de l'eau , a absorbé quelques molécules aqueuses , mais en si petit nombre , que cette augmentation mérite à peine quelque attention.

82. L'événement devoit être bien différent dans la seconde , la troisieme & la quatrieme Expérience.

L'eau , dans la seconde , n'étoit pas aussi froide

que la bandelette qui y étoit plongée [72]; elle étoit éloignée de 12 degrés du terme de la congellation, & conséquemment sa viscosité ne nuisoit pas à sa fluidité; elle pouvoit donc s'introduire facilement par les pores de la bandelette, qui n'avoient souffert ni rétrecissement ni oblitération; elle pouvoit donc la pénétrer & adhérer à ses parties intégrantes : aussi les dimensions & le poids de cette bandelette, augmenterent-ils sensiblement dans la seconde & troisieme Expérience, quoique beaucoup moins que dans la quatrieme.

83. L'eau, dans celle-ci, raréfiée par la chaleur, avoit acquis une très-grande fluidité [3]; la bandelette qui s'étoit mise au ton de chaleur de l'eau, avoit ses parties intégrantes dans un état de raréfaction qui, en affoiblissant leur contact, avoit dilaté & multiplié les pores, & conséquemment ouvert mille issues à l'eau qui cherchoit à s'y introduire; & cette eau s'y est réellement introduite & s'y est fixée en quantité d'autant plus grande, que la chaleur a le plus approché du 33ᵉ degré, de celui où la chaleur animale peut parvenir, sans qu'il en résulte beaucoup de trouble (z).

____

(z) Voyez la Note E de la page 9.

84. Mais pourquoi les effets du Bain font-ils devenus fi différens dans la cinquieme Expérience ? Pourquoi la bandelette a-t-elle été d'autant moins allongée & amollie, que l'eau a été plus échauffée au-deſſus du 33ᵉ degré ? pourquoi même au 50ᵉ degré, a-t-elle été raccourcie, durcie & recoquillée ? L'eau eſt conſtamment plus fluide au 50ᵉ qu'au 33ᵉ ; pourquoi donc l'augmentation de ſa fluidité n'a-t-elle pas produit des effets analogues à ceux qu'on a dû lui attribuer dans les autres Expériences ?

On trouve la réponſe à toutes ces queſtions, dans l'examen de l'effet de la chaleur qui approche ou paſſe le 40ᵉ, quand des parties animales y ſont expoſées.

85. Lorſque l'eau a acquis ce degré de chaleur, les particules ignées qui l'ont pénétrée ſurabondent probablement, & n'étant point neutraliſées ; que l'on veuille bien me permettre cette expreſſion, n'étant point neutraliſées, dis-je, ſont pour ainſi dire livrées à elles-mêmes & prêtes à agir comme ſi elles étoient à nud [5].

Or, dans cette Expérience-ci, les particules ignées ont agi ſans intermede ſur nos ſolides ; elles ont fondu une partie de cette ſubſtance huileuſe qui entre dans la compoſition du gluten de nos fibrilles [22], une partie de cette ſubſ-

tance gélatineuse qui est déposée dans le tissu
cellulaire, & pénetre la peau en se logeant entre les membranes & les fibrilles dont elle est
composée [58] : dès-lors l'attraction des particules terrestres de ces mêmes fibrilles est devenue
plus forte, leur contact plus intime, & leur
union plus étroite.

En diminuant ainsi par cette augmentation
de contact, la largeur & le nombre des pores,
l'eau trop chaude s'est donc fermé, de même
que l'eau froide [81], les voies par lesquelles
elle auroit pu pénétrer cette bandelette ; la force
& la violence du contact des parties élémentaires des fibrilles a donné lieu à tous les autres
phénomenes qu'offre cette Expérience. On reconnoît dans l'accourcissement prodigieux de la
bandelette & dans son recoquillement, l'effet de
la fonte du gluten ; & dans les tubercules de la
surface, la suite de l'action des forces attracti-
ves de chaque particule intégrante de la fibrille qui, par la vivacité de l'impulsion récipro-
que, les a forcées à décrire une espece de diago-
nale.

86. Le résultat de la sixieme Expérience prouve que ce n'est pas la peau seule que l'eau est
en état de pénétrer, & que la présence des molécules aqueuses peut allonger, élargir & amol-

lir; il fait connoître encore que nos vaisseaux étant composés de fibres unies parallélement les unes aux autres, & de membranes, dont les lames gardent le même parallélisme; l'eau en s'introduisant dans la substance de ces fibres & de ces membranes, augmente leurs dimensions & en allonge le diametre en raison de la quantité avec laquelle cette eau en a pénétré le tissu, & qu'ainsi celui du vaisseau mis en expérience a dû augmenter proportionnellement à la chaleur de l'eau dans laquelle il avoit été plongé: &, comme nos vaisseaux opposent, au cours des fluides, une résistance qui est en raison inverse de la longueur de leur diametre, on voit pourquoi, dans un tems donné, l'artere de l'expérience a livré passage à une quantité d'eau d'autant plus grande que son diametre a été plus augmenté.

87. La septieme Expérience vient à l'appui des vérités établies par la sixieme, & démontre que l'eau produit les mêmes effets sur nos vaisseaux, soit qu'elle y coule, soit qu'elle leur soit appliquée extérieurement.

88. On voit par la huitieme que l'eau, introduite par les pores de la peau, pénetre les parties du corps les plus intimes.

89. La neuvieme prouve que cette eau agit non-seulement sur les vaisseaux, mais encore sur

les liqueurs qu'ils contiennent ; & que si elle amollit les uns & augmente leur volume & leur diametre, elle s'interpose entre les parties intégrantes des autres, diminue leur adhérence, les dissout, les délaye & les rend plus fluides ; mais on voit, en même-tems, que l'eau produit ces effets à raison de sa fluidité & de sa chaleur : le froid les condense & s'oppose à leur délayement ; la chaleur les atténue, les raréfie, & ces liqueurs atténuées & raréfiées par la chaleur se prêtent plus aisément à la désunion de leurs molécules ; désunion que l'eau opere avec d'autant plus de facilité qu'elle est plus fluide.

90. L'expérience prouve donc que dans le Bain l'eau agit par sa pesanteur, par sa pénétration, mais d'une maniere toujours subordonnée à sa chaleur.

Que dans le Bain tiede & dans le Bain frais, elle pénetre les parties les plus intimes du corps en quantité fort considérable, adhere aux élémens des solides & des fluides, en diminue le contact, & suivant les loix de cette diminution, relâche les solides, [24, 25, 26, 27] rend les liqueurs plus fluides & les édulcore [40, 42].

91. Que dans le Bain froid & le Bain chaud, l'eau ne pénétrant point ou presque point dans le tissu des parties qui sont exposées à son action,

ne peut point diminuer le contact de leurs élé-mens, qu'elle l'augmente même dans le Bain froid par l'effet de sa pesanteur [81] & par l'absorption des particules ignées, tandis que dans le Bain chaud c'est par l'action des particules ignées surabondantes qui fond & dissipe le gluten [85]; & que si dans le Bain chaud la chaleur atténue & raréfie les fluides [89], la froideur dans le Bain froid les condense & en augmente la viscosité; mais que dans les uns & les autres, les effets sont toujours proportionnés à l'intensité du degré de chaleur de l'eau.

92. Le Bain tiede procurera aux solides le plus grand relâchement possible, atténuera, édulcorera & délayera efficacement les fluides.

Le frais relâchera moins les solides & changera moins la consistance des fluides.

Le froid condensera les fluides & tendra les solides; la tension, qui en sera l'effet, sera pourtant beaucoup moins grande que celle que produira le Bain chaud, parce qu'il n'occasionne aucune dissipation du gluten, & que dans ce Bain une petite quantité d'eau pénetre les fluides.

Mais le Bain chaud atténuera puissamment les liquides, & tendra vivement les solides.

93. Jusqu'ici nous n'avons considéré le Bain

qu'appliqué à un corps inanimé : fon énergie & fes effets font bien différens quand fon action eft fecondée par celle du corps qui y eft plongé ; quand les folides, contre lefquels il agit, jouiffent de la fenfibilité & de la force active que leur communique le principe vital ; quand les fluides font dans un mouvement que les folides leur ont imprimé.

Examinons donc maintenant quelle eft la façon d'agir du Bain fur le corps animé ; & pour éviter la plus légere erreur, appellons l'obfervation à notre fecours, & voyons quels font les phénomenes qu'offre l'état d'un homme plongé dans les quatre efpeces de Bain que j'ai défignées.

94. Dès qu'un homme entre dans le Bain froid, il eft faifi d'un refferrement univerfel ; il pâlit ; fes levres deviennent livides ; il refpire avec peine ; fa tête s'embarraffe ; un tremblement convulfif agite fes mâchoires & fes membres ; fon pouls fe concentre, devient petit & irrégulier ; un froid mortel femble s'emparer de lui, & fa mort eft inévitable s'il eft foible ou s'il y refte long-tems.

Mais fi le fujet eft fort & robufte, s'il ne refte dans le bain que quelques minutes, la fcene change quand il en eft dehors ; fon pouls s'anime ; une fièvre très-vive s'allume ; la chaleur se développe ; le visage & la peau se colorent ; la respiration devient grande & forte ; & bientôt une sueur copieuse s'établit.

95. Les premieres impressions que fait le Bain frais ont beaucoup de ressemblance avec celles du Bain froid ; on sent en y entrant un léger resserrement ; le visage perd un peu de sa couleur ; la respiration est moins libre ; le mouvement du pouls se rallentit ; la tête se charge ; mais au bout de 2 à 3 minutes la sensation qui opéroit le resserrement, cesse ; le Baigneur respire plus librement ; il urine très-abondamment & va à la selle ; quelquefois la douleur de tête se soutient ; & quand le Baigneur sort du Bain, après y être resté une demi-heure ou un peu plus, il sent une fraîcheur agréable ; il se trouve léger, dispos ; toutes ses fonctions lui paroissent se faire librement ; il transpire abondamment ; son estomac appette les alimens ; & il pese un peu plus qu'avant d'entrer au Bain.

96. Le Bain tiede a quelques effets communs avec le Bain frais ; on s'apperçoit en y entrant d'un resserrement, mais il dure à peine quelques secondes ; la respiration y est peu gênée ; les vaisseaux extérieurs se gonflent peu-à-peu ; le pouls devient plein, bat mollement, mais avec

force ;

force ; fa fréquence augmente, mais peu ; le vifage fe colore d'un rouge peu vif, & on y remarque une légere moiteur ; le Baigneur urine
abondamment ; fouvent le fommeil s'empare de
lui, & au fortir du Bain il pefe plus qu'avant
d'y entrer.

Bientôt après qu'il en eft dehors, il urine
abondamment ; il tranfpire beaucoup & ne fue
qu'au cas qu'il faffe quelque mouvement violent
ou refte dans quelque endroit bien chaud : le
poids qu'il avoit acquis fe diffipe ; il jouit, de
même qu'au fortir du Bain frais, d'un fentiment
agréable de fraîcheur ; il a de l'appétit & digere
à merveille.

Il arrive cependant quelquefois que pendant
tout le Bain, la refpiration eft un peu gênée &
la tête un peu douloureufe, mais ces accidens
ceffent bientôt après la fortie du Bain. On voit
auffi très-fouvent une efpece de pellicule onc-
tueufe couvrir la furface de l'eau, & en général
cette eau fe corrompt très-facilement (*a*).

(*a*) Voyez Hoffmann, dans fa Differtation fur les
Bains.

George Volkamer, dans la 239e Obfervation des Ephé-
mérides des Curieux de la Nature, Decurie 2, ann. 6,
1686, Collection Académique, *vol.* 7, *p.* 501, rapporte

97. Dès que celui qui prend le Bain chaud y entre, il se sent affecté d'une chaleur vive ; sa peau rougit, son visage s'enflamme ; bientôt une sueur abondante en ruisselle ; les vaisseaux de la surface de son corps se gonflent ; son pouls qui d'abord est fréquent & élevé, le devient de plus en plus, s'affoiblit ensuite & bat très-irréguliérement & avec la plus grande célérité. Le Baigneur s'agite ; il a des palpitations, il sent des étourdissemens ; une soif brûlante le tourmente, & l'on ne pourroit sans danger le laisser quelque tems dans le Bain.

Quand il en est dehors, une sueur extrêmement copieuse l'inonde ; le pouls reprend peu-à-peu sa fréquence naturelle, il s'assouplit & la chaleur acquise pendant le Bain se dissipe. Le malade se trouve très-foible, & l'on voit qu'il a considérablement perdu de son poids dans le Bain ; aussi l'eau, dans laquelle il s'est baigné, est elle presque toujours sensiblement onctueuse, quelquefois elle répand une odeur désagréable, & elle se corrompt très-promptement.

---

que dans le traitement d'une Sciatique & d'une Ethisie hypocondriaque, pour lequel il a employé des Bains, il voyoit surnager une crasse noire, & que l'eau exhaloit une mauvaise odeur.

98. Tout annonce que dans le Bain chaud la circulation se fait tumultueusement [44, 45, 46, 47, 48,], que le jeu des solides prodigieusement excité atténue la masse humorale [52, 89], au point d'en décomposer les principes & de les faire parvenir à une dissolution capable d'altérer toutes les fonctions vitales, & par l'épuisement des forces, suite inévitable d'une transpiration excessive, de rompre les liens qui unissent l'ame au corps.

On voit que dans le Bain froid les obstacles à la circulation se multiplient, de façon que si ce Bain duroit long-tems, ces obstacles deviendroient insurmontables & donneroient la mort en étouffant, pour ainsi dire, le principe vital. Mais on voit aussi que des organes vigoureux & capables de seconder les efforts de ce principe conservateur, parviennent aisément à les surmonter, & que de cet effort il résulte pour un certain tems l'accélération de la circulation, & tous les effets bienfaisans de cette accélération renfermée dans de justes bornes [48, 49, 50].

La circulation paroît aussi être gênée dans le Bain frais, mais cette gêne est momentanée & peu considérable ; cette fonction y est même plutôt modérée que troublée : toutes celles qui en dépendent [46] s'exécutent avec liberté, & ce

calme fe foutient long-tems après que le Baigneur eft forti du Bain.

Si la rougeur & la moiteur du vifage de celui
qui fe baigne dans de l'eau tiede, fi la pléni-
tude & la fréquence de fon pouls, fi quelquefois une légere douleur de tête, font autant de
preuves de l'accélération du cours du fang pendant ce bain ; la fenfation agréable qu'il produit, le fommeil qu'il procure, la molleffe du
pouls, ne laiffent pas lieu de douter que l'accélération de la circulation, mais une accélération
bienfante, ne foit l'effet de ce Bain.

C'eft donc principalement en modifiant les
organes qui doivent fervir à la circulation, que
les différentes efpeces de Bains agiffent. Quelle
eft cette modification ? & comment les Bains
l'operent-ils ? Voila ce qui nous refte à examiner.

99. Rappellons-nous d'abord tout ce qui a
été expofé, dans les deux premieres Sections, des
qualités de l'eau, & des propriétés des folides
fimilaires & organiques ; rappellons-nous ce que
l'expérience nous a enfeigné dans celle-ci, &
faifons attention que l'eau étant plus pefante
que l'air, le corps éprouve une preffion plus
forte dans le Bain que lorfqu'il en eft dehors ;
mais preffion relative à la hauteur de l'eau qui

le recouvre ; de forte que fi le Baigneur n'eft recouvert que de $\frac{1}{2}$ pied, d'un pied ou de deux, (*b*) fon corps fera preffé par un poids compofé de celui de l'atmofphere & de la pefanteur de $\frac{1}{2}$ pied, d'un pied ou de deux pieds cubiques d'eau.

Au premier coup d'œil cette preffion paroît devoir produire un effet prodigieux ; mais c'eft une illufion que la réflexion diffipe.

100. Le corps eft habitué par les viciffitudes de l'état de l'atmofphere, à éprouver des variétés de preffion affez confidérables, fans en être affecté (*c*) : s'il eft prouvé que l'augmentation de preffion, occafionnée fur le corps par l'addition du poids de l'eau, doit être prefque auffi peu fenfible que celle que produifent les viciffitudes de l'état de l'atmofphere, ne fera-

---

(*b*) Il eft très-rare que le corps foit recouvert d'eau à une plus grande hauteur.

(*c*) Les Obfervations Météorologiques, que je fais depuis plufieurs années, m'ont fait voir que dans le Barometre, le mercure s'élevoit quelquefois jufqu'à 27 pouces 10 lignes, & baiffoit jufqu'à 26 pouces 8 lignes, d'où il fuit un balancement de 14 lignes, qui équivalant à $\frac{1}{24}$ de la colomne qui fe met en équilibre avec l'air, indique dans le poids de l'air des variétés bien confidérables.

t-il pas évident que l'effet de cette preſſion, quoique réel, n'eſt pas auſſi conſidérable qu'il le paroît, & que quelques Auteurs l'ont cru.

Pour ſimplifier l'opération qui peut conduire à ce réſultat, je ne conſidérerai l'eau qu'agiſſant ſur une ſurface d'un pied quarré.

Le poids d'une colomne d'air eſt égal à celui d'une colomne d'eau, dont la baſe eſt égale à celle de la colomne d'air & qui a 32 pieds de hauteur ; & comme le pied cube d'eau peſe 70 livres 2 onces [6], les 32 pieds cubes, & la colomne d'air qui y correſpond, doivent donc peſer 2244 livres, & la ſurface que j'ai déſignée eſt donc ordinairement preſſée par un poids de 2244 liv.

Mais ſouvent l'air paroît avoir perdu $\frac{1}{24}$ de ſa peſanteur & être plus léger de 93 livres $\frac{1}{2}$, de ſorte qu'il peſe avec une force égale tantôt à 2244 livres, tantôt à 2150 livres $\frac{1}{2}$. Si cette différence de peſanteur eſt peu ſenſible, pourra-t-on croire que l'addition du poids de l'eau en produiſe une qui le ſoit beaucoup ? Cette addition, dans la premiere ſuppoſition [99], n'eſt que de $\frac{1}{64}$, c'eſt-à-dire de 35 livres 1 once ; dans la ſeconde, de $\frac{1}{32}$ ou 70 livres 2 onces ; & dans la moins favorable, de $\frac{1}{16}$ ou de 140 livres 4 onces ; d'où il ſuit que la différence de preſſion

qui réfulte de l'addition de ce poids, doit être
fouvent très-peu fenfible & gueres plus que celle
qui dépend de l'inégale pefanteur de l'air ; mais
toujours à raifon de la hauteur de l'eau, dont le
corps fera chargé ; hauteur qui pourroit cependant la rendre très-confidérable, puifqu'à la
profondeur de 15 pieds, par exemple, le corps
porteroit un poids d'un tiers plus grand que
celui auquel il eft habitué ; & quelle que foit la
force de cette preffion, mon intention n'eft pas
de vouloir qu'on néglige d'y avoir égard, mais
qu'on ne l'exagere pas, d'autant moins qu'il
n'eft aucun Bain dans lequel fon effet ne foit
plus ou moins fenfible.

101. Le moment où l'eau pefe le plus, eft
celui où elle eft moins éloignée du terme de la
congelation [6] ; auffi l'effet de fa pefanteur eft-
elle plus fenfible dans le Bain froid que dans
tous les autres, & prefqu'infenfible dans le
chaud, mais par des raifons un peu différentes
de la diminution de fa pefanteur.

102. C'eft par fa pefanteur & fa froideur que
l'eau agit dans le Bain froid. Les vaiffeaux extérieurs, comprimés par le poids que l'eau ajoute à
celui de l'air, ont réfifté à la dilatation que ten-
toit le fang qui y étoit pouffé : ce fang, forcé
en quelque forte de refluer, s'eft oppofé à l'a-

bord de celui qui le fuivoit ; la réfiftance ainfi augmentée, le mouvement de la colomne du fang a été retardé, le cœur n'a pû qu'avec péine chaffer celui qui y abordoit, & les fyftoles n'ont pas eu tout l'effet qu'elles devoient produire. Le froid d'ailleurs en condenfant les folides & les fluides par l'abforption des particules ignées, en excitant une fenfation défagréable fur les nerfs, & augmentant les contractions qui font une fuite de la fenfibilité des fibres [30], a multi-plié les obftacles ; & mettant à raifon de la fym-patie [31] des nerfs, tous les folides dans un état de tenfion très-confidérable, a doublé la réfiftance que les vaiffeaux oppofoient au cours du fang.

De-là cette pâleur du vifage & de tout le corps, cette lividité des levres, ce refferrement intérieur, ces friffonnemens, ces tremblemens convulfifs & la concentration du pouls, qu'on obferve dans ceux qui prennent le Bain froid : de-là les difficultés de refpirer qu'ils éprouvent, les douleurs de tête qu'ils reffentent.

Tout languit, tout paroît tendre à anéantir la circulation. Les engorgemens étendus jufqu'aux gros vaiffeaux l'arrêteroient infailliblement, fi le Bain duroit long-tems, fi le Baigneur étoit foible ; mais quand le Baigneur a de la force,

& quand il reste peu de tems dans le Bain, la nature excitée par les obstacles que la froideur & la pesanteur de l'eau ont opposés à la liberté de la circulation, & secondée par l'irritabilité, par la force des vaisseaux que la froideur elle-même a augmentée [48], allume une fievre d'autant plus vive que les engorgemens ont été plus considérables & plus multipliés : le sang circule bientôt avec force, avec rapidité ; il développe de petits vaisseaux qui ne l'avoient pas encore été suffisamment ; il détruit les obstructions que le froid avoit formées & celles que des causes antérieures avoient produites ; une chaleur très-vive, des secrétions abondantes, une transpiration des plus grandes, sont l'effet de cette accélération du mouvement, & le jeu des vaisseaux absorbans [57], tant internes qu'externes, est réveillé.

103. L'influence du Bain, sur la circulation, se manifeste bien plus promptement dans le Bain chaud que dans le Bain froid. Ce n'est qu'après que le Baigneur est sorti du Bain froid que la circulation s'anime ; elle est accélérée dans le chaud dès le premier moment où le Baigneur s'y est plongé.

L'effet de la pesanteur ne mérite dans celui-ci aucune considération. La chaleur de l'eau

produit feule , par fon impreffion fur les folides & fur les fluides , tous les phénomenes
qu'on obferve dans ceux qui prennent cet efpece de Bain.

On a vu qu'une chaleur qui excede le degré
de la chaleur animale , augmente beaucoup la
tenfion naturelle des folides fimilaires [84,
85] : on fçait que cette chaleur irrite vivement
les nerfs [3]; qu'à cette irritation fuccede une
contraction violente qui augmente & la tenfion
des folides fimilaires & l'irritabilité des fibres
organiques [32, 33] ; que la fympathie des
nerfs [31] étend jufqu'aux folides les plus
intérieurs , l'impreffion qu'ils reçoivent de
la chaleur ; on fçait encore que nos humeurs
font atténuées & raréfiées par cet agent [37,
48].

Si ceux qui prennent des Bains chauds fe
plaignent d'une chaleur exceffive ; fi leur corps
& leur vifage fe gonflent, rougiffent & s'en-
flamment ; s'ils éprouvent une foif ardente ;
s'ils font agités, inquiets, s'ils ont des palpitations, des vertiges ; fi leur pouls , qui d'abord
a été élevé, plein, très-fréquent, devient irrégulier , petit & prodigieufement accéléré ; fi
une fueur abondante couvre leur vifage , &
s'ils ont fait pendant le Bain une déperdition

confidérable par la tranfpiration (*d*) ; c'eft donc parce qu'alors la capacité des vaiffeaux n'eft plus proportionnée à la maffe humorale qui doit les parcourir ; c'eft parce que les folides étant très-élaftiques , très-irritables , très-tendus , le jeu des vaiffeaux eft prodigieufement excité ; leur réaction très-forte ; d'où il fuit que le fang eft pouffé avec des forces fi vives que la circulation eft très-accélérée & la preffion latérale du fang , contre les parois des vaiffeaux qu'il parcourt , très-forte ; auffi n'eft-il aucun petit vaiffeau, dont il ne force le ton : les frottemens fe multiplient ; la chaleur croît de plus en plus ; les humeurs font brifées , décompofées ; la férofité s'échappe des interftices des globules rouges & des molécules muqueufes & gélatineufes , la graiffe fe fond , & conjointement avec la férofité du fang , fort par les pores artériels exhalans , & entraîne avec elle quelques-unes des parties intégrantes du fang [5 3] ; une tranfpiration prodigieufe en eft la fuite ; l'abforption externe eft annullée par la dilatation des vaiffeaux exhalans qui obliterent les inhalans ; mais l'interne eft exceffive & épuife bientôt tous les réfervoirs deftinés à fournir les liqueurs capables de réparer les

---

(*d*) Voyez la Note R , page 40.

pertes auxquelles la masse humorale est ex-
posée.

104. Les effets de la chaleur, dans le Bain
tiede, ne sont pas à beaucoup près aussi violens;
mais ce n'est pas à la chaleur seule qu'on doit
attribuer les phénomenes qu'on observe dans ce
Bain, & l'eau n'y contribue pas moins par sa
pesanteur, par sa pénétration & sa vertu dissolvante, que par sa chaleur.

La pesanteur de l'eau fait d'abord un effet
sensible sur les vaisseaux de la peau. Il y a un
moment où le sang trouvant plus de résistance
du côté des vaisseaux extérieurs que des intérieurs, se porte à la tête & à la poitrine, & occasionne ce sentiment de resserrement momen-
tané que les Baigneurs éprouvent en entrant dans
le Bain, les difficultés de respirer & les douleurs
de tête, qui durent quelquefois assez long-
tems.

Le sang repoussé sur le cœur par cette pression
l'irrite, & la circulation est accélérée; mais l'effet de cette pression cesse bientôt d'être sensible,
parce que l'eau, par sa chaleur douce, a affecté
agréablement les nerfs [30], & pénétrant de
toutes parts, a amolli les solides similaires [83],
relâché le tissu des vaisseaux & augmenté leur
calibre [86]; détrempé, délayé, raréfié les flui-

des [89] ; & qu'aidée par la chaleur, elle a porté
le relâchement dans tous les folides, non-feulement en les pénétrant par dehors, mais encore
en roulant avec les humeurs [87].

Dès-lors, & fans que la preſſion y ait beaucoup de part, la circulation a dû être un peu
accélérée pendant la durée du Bain, par le feul
effet de l'augmentation du volume de la maſſe
humorale ; augmentation produite, moins par la
raréfaction que par ſon mélange avec les particules aqueuſes qui ſe font introduites ; mais la
foupleſſe des folides, leurs ofcillations douces
rendent cette circulation paiſible & facile. Aucun vaiſſeau ne réſiſte à la dilatation ; toutes les
fecrétions ſe font avec la plus grande facilité ;
tous les organes excrétoires ſe dégorgent ; la
tranſpiration devient abondante [53 , 54] ; les
vaiſſeaux exhalans n'étant point trop dilatés,
comme dans le Bain chaud, les inhalans ne font
point oblitérés & leur fuccion eſt d'autant plus
confidérable que l'eau eſt plus fluide.

C'eſt au moyen de cette fuccion que l'eau,
portée en grande quantité dans la maſſe humorale, a non-feulement fourni aux humeurs
âcres une efpece de véhicule, a non-feulement
favoriſé la tranſpiration en augmentant la matiere de cette excrétion, mais a encore abforbé

une grande quantité de môlécules aériennes &
de particules ignées ; & par son adhérence aux
solides, par son mêlange intime avec les fluides,
a prolongé l'effet du Bain fort au-delà du tems
de sa durée.

L'impression de la chaleur sur les nerfs [30],
favorise encore ces différens effets du Bain tiede,
par la souplesse des solides & la mollesse de leurs
oscillations, s'il est permis de s'exprimer ainsi.

Il n'est donc pas étonnant que le Bain tiede
procure un calme qui invite au sommeil, qu'il
délasse, qu'il rafraîchisse, qu'il désaltere ; il n'est
donc pas étonnant que le Baigneur urine dans le
Bain, qu'il y transpire, & que l'eau du Bain se
charge quelquefois d'une pellicule onctueuse &
se corrompe aisément. Il ne l'est pas non plus
que ces évacuations se soutiennent après le Bain,
que le Baigneur soit plus pesant qu'avant d'y
entrer, & qu'il ait bon appétit.

105. Si le Bain frais produit à-peu-près les
mêmes effets, c'est que l'eau dans ce Bain agit
principalement par sa pénétration, & que sa pesanteur & sa fraîcheur ne font pour ainsi dire
qu'aider l'eau à pénétrer dans le corps, quoique
chacune de ces qualités de l'eau fassent sur les
solides & les fluides une impression proportionnée à leur intensité.

L'eau de ce Bain preſſe d'abord avec force la ſurface du corps, & par ſa peſanteur fait refluer le ſang dans l'intérieur ou plutôt s'oppoſe à la facilité de ſon abord dans les parties ſoumiſes à ſon action. Sa fraîcheur cauſe aux nerfs une eſpece de ſurpriſe qui les porte à quelque contraction [30] ; elle diminue le ton de la chaleur de la peau & des ſolides , en abſorbant quelques-unes des particules ignées qui y ſont répandues ; & par la réunion des effets de ſa peſanteur & de ſa fraîcheur , l'eau donne aux ſolides de la peau un degré de tenſion , dont les nerfs , par l'effet de la ſympathie , communiquent une partie à tous les ſolides du corps ; [30, 31] mais cette tenſion qui eſt proportionnée au degré de froidure de l'eau eſt très-peu conſidérable , & l'eau qui pénetre la peau en aſſez grande abondance , comme nous l'avons vu par le réſultat de la ſeconde Expérience [82], le jeu de la circulation que la pléthore momentanée a excité , balancent bientôt l'effet de la preſſion & de la légere froidure , & un relâchement modéré ſuccede à cette tenſion : auſſi tous les reſſorts de la machine jouent-ils avec facilité ; la circulation ſe fait paiſiblement ; tous les organes ſecrétoires & excrétoires jouiſſent d'une égale liberté ; la maſſe humorale , abreuvée de l'eau qui vient se mêler au torrent de la circulation, est délayée & édulcorée, & les pores absorbans étant d'autant plus libres que les exhalans sont moins dilatés; leur succion étant encore augmentée par l'abondance des secrétions [56], ils pompent une très-grande quantité d'eau, & par cette absorption les effets du Bain frais se soutiennent long-tems après que le Baigneur a quitté le Bain. La transpiration est un peu moins abondante que l'absorption pendant le Bain, parce que l'impression du froid sur un organe aussi sensible que la peau, quelque légere qu'elle ait été, a occasionné un froncement qui a resserré les vaisseaux exhalans; & que ces vaisseaux ainsi resserrés ont opposé à l'abord de la matiere de la transpiration, une résistance que l'impulsion de la circulation n'a pas pu surmonter [52]; mais après le Bain, la pression de l'eau sur la peau ayant cessé, la transpiration s'est rétablie & a continué à se faire abondamment, & s'est soutenue pendant quelques heures.

C'est au peu de transpiration qui se fait dans le Bain, qu'on doit en partie attribuer l'abondance d'urines que les Baigneurs rendent ordinairement dans le Bain frais, & la liberté du ventre que ce Bain procure souvent. Pour peu

qu'on

qu'on faſſe attention à l'explication que nous avons donnée des phénomenes obſervés dans le Bain tiede & le Bain froid, on verra pourquoi dans ce Bain, qui paroît tenir le milieu entre les deux autres, les Baigneurs éprouvent tous les accidens que j'ai décrits [95].

106. Il réſulte de tous ces détails, que le Bain chaud & le Bain froid augmentent prodigieuſement la circulation, en portant les ſolides à une tenſion exceſſive, tandis que le premier raréfie beaucoup la maſſe humorale, & que le ſecond la condenſe fortement [98, 102, 103].

Que les Bains tiedes & les Bains frais, en relâchant ces mêmes ſolides, donnent à la circulation une liberté, une force modérée [104, 105].

Que les premiers atténuent prodigieuſement la maſſe humorale & produiſent une évacuation qui peut être avantageuſe, mais qui peut facilement devenir exceſſive & épuiſer ceux qui font uſage de ces Bains.

Que les ſeconds détrempent la maſſe humorale, l'édulcorent, en modérent la fluidité, en facilitent la dépuration, & n'occaſionnent que des évacuations proportionnées aux beſoins de la machine.

Que les uns échauffent , en augmentant l'action génératrice de la chaleur animale.

Que les autres rafraîchissent , en modérant le jeu des agens de cette chaleur [47 , 48].

107. Le Bain très-chaud procurera donc tous les avantages qu'on peut attendre de l'augmentation du jeu des solides , du mouvement rapide des humeurs , de leur atténuation considérable , & d'une transpiration portée au plus haut degré.

Il rendra la mobilité aux humeurs engourdies par leur épaississement ; il développera de nouveaux petits vaisseaux , il en désobstruera d'autres , résoudra sur-tout les obstructions glaireuses , & répandra la chaleur par tout le corps [103].

Ce Bain sera conséquemment échauffant , tonique , atténuant , apéritif & sudorifique.

108. Le Bain froid sera très-utile dans tous les cas où il faudra affermir des solides trop relâchés , condenser des humeurs trop raréfiées , en atténuer de trop condensées , suspendre une transpiration ou quelques excrétions trop considérables , changer le ton des nerfs , absorber des particules ignées qui surabondent.

Il conviendra donc lorsque des humeurs épaisses , que leur séjour rend acrimonieuses ,

croupiront hors du torrent de la circulation ou
dans de petits vaisseaux, dans le tissu cellulaire, dans les membranes communes des muscles,
dans quelques glandes ou quelques visceres. Il
résoudra les obstructions des capillaires & préviendra leur oblitération [102], il calmera la
raréfaction des solides & des fluides, & fera
cesser une irritation par celle qu'il fera naître.

Ce Bain sera par conséquent échauffant, atténuant, apéritif, sudorifique, momentanement
rafraîchissant & anti-spasmodique-tonique.

109. L'utilité du Bain tiede s'étend à toutes
les circonstances dans lesquelles il est nécessaire
de détendre les nerfs, de relâcher, d'amollir
les solides, de délayer, d'édulcorer les fluides;
dans lesquelles il est important d'entretenir une
circulation paisible, d'établir un parfait équilibre entre les solides & les fluides, de faciliter
le développement des petits vaisseaux, d'y rendre libre le cours du sang, de désobstruer les
glandes, de favoriser la transpiration & l'absorption, tant internes qu'externes. Il n'excite
point de mouvemens violens, & il ne procure
qu'une raréfaction légere, qu'une chaleur modérée [104].

Aussi ce Bain peut-il être regardé comme un
calmant, un rafraîchissant, un relâchant, un

émollient, un délayant, un incraffant, un apéritif doux, un diurétique & un diaphorétique.

110. Quant aux Bains frais, ils procurent
une partie des avantages du Bain froid & la
plupart de ceux du Bain tiede.

Par leur fraîcheur ils condenferont légérement
les folides & les fluides, donneront un peu de
tenfion aux uns, diminueront la raréfaction des
autres, & fous ce rapport ils feront toniques,
aftringens, rafraîchiffans : par cette même frai-
cheur, en diminuant la tranfpiration, ils feront
diurétiques & eccoprotiques.

Mais par la pénétration des molécules aqueufes, ils amolliront & relâcheront les folides ;
ils délayeront & édulcoreront les fluides ; entre-
tiendront la liberté de la circulation ; réfoudront
de légeres obftructions ; faciliteront l'abforption
tant interne qu'externe, & difpoferont à la
tranfpiration [105].

Sous cet autre point de vue, les Bains frais
feront encore rafraîchiffans, mais émolliens &
relâchans modérés, délayans, calmans, apéritifs
& diaphorétiques, dans un degré inférieur aux
Bains tiedes [105, 104.]

111. Quoique l'utilité des Bains foit fi étendue, il faut bien fe garder de le mettre dans le
nombre des panacées, de ces remedes univer-

fels qui ont fi fouvent flatté la crédulité du pu-
blic ; dont quelques fots ont été les victimes,
& dont le charlatanifme a abufé pour faire
illufion.

Il eft des circonftances dans lefquelles non-
feulement les Bains feroient inutiles , mais
même dans lefquelles ils pourroient être funeftes.

112. Le Bain chaud fera redoutable toutes
les fois que la fenfibilité exquife des organes ,
leur trop grande irritabilité, leur foibleffe, l'en-
gorgement inflammatoire ou fchirreux de quelque vifcere , rendront dangereufe l'augmentation du jeu des vaiffeaux ; toutes les fois que
les humeurs feront defféchées & trop âcres ;
toutes les fois que les fecrétions internes langui-
ront , & que l'épuifement fera à craindre.

113. Le Bain froid fera de même contr'indi-
qué par le danger de l'épuifement. Il feroit fu-
nefte aux malades , dont les organes ont trop
peu de force , pour furmonter les obftacles que
le Bain aura oppofé à la circulation : il convient
rarement aux femmes & aux enfans , & jamais
à ceux auxquels les glandes ou des vifceres fchirreux rendent l'accélération de la circulation très-
redoutable.

114. Il feroit dangereux d'expofer à l'action
des Bains tiedes ceux qui ont des fuppurations

internes , dont quelques glandes ou quelques visceres sont dans un état qui menace de prendre en peu de tems le caractere cancereux.

Il seroit également à craindre d'y laisser entrer ceux dont les solides sont dans un relâchement vicieux , ceux dont la transpiration est déja trop considérable , & ceux que des évacuations excessives ont affoiblis.

115. Si les Bains frais peuvent être quelquefois désavantageux , c'est quand la foiblesse est si excessive que le jeu des vaisseaux est absolument incapable de contrebalancer l'effet de la pression la plus légere ; c'est quand la chaleur est si petite qu'elle se dissiperoit entierement par le contact un peu long de l'eau froide.

116. En général les motifs qui doivent engager à conseiller les Bains chauds , contr'indiquent les Bains froids , mais sur tout les frais.

Les raisons qui décident à ordonner les Bains froids , éloignent de l'usage des Bains chauds , & font regarder les Bains frais comme insuffisans.

Les Bains frais sont indiqués par un état des fibres & des humeurs , qui rendroit le Bain tiede dangereux & les autres funestes.

Quand le tiede est nécessaire , on ne pourroit qu'avec beaucoup de désavantage lui substituer le Bain chaud & le Bain froid. Le frais ne satisferoit pas mieux aux indications que l'on doit remplir, il exposeroit même à des inconvéniens.

117. Il est encore d'autres contr'indications, mais communes à toutes les especes de Bains, & qu'il importe de désigner.

Tous ceux qui ont la tête foible, le poumon ulcéré, quelques visceres enflammés, qui font sujets à l'asthme, aux syncopes, dont les premieres voies font remplies de matieres putrides, stercorales ou bilieuses, doivent redouter toutes les especes de Bains, parce que les vaisseaux des uns ne peuvent pas supporter la surcharge du sang que la pression fait refouler sur les parties internes, [102, 103, 104, 105] parce que les engorgemens des visceres, l'irritabilité & la sensibilité excessive [43] rendent très-pernicieuses, chez d'autres, la raréfaction de la masse humorale & l'accélération de son mouvement; enfin, parce que le mauvais état des premieres voies rend l'augmentation de l'absorption interne [57] très-redoutable.

118. Mais les Bains produisent plus particulierement leurs effets sur les parties exposées immédiatement à l'action de l'eau. Ils conden-

sent ou raréfient davantage la peau & les humeurs qui roulent dans les vaisseaux qui y rampent, ou qui sont déposées dans le tissu cellulaire,
bien plus que les solides intérieurs & les liquides
qui y circulent ; ils l'amollissent & la relâchent
aussi bien plus efficacement que les autres parties intégrantes du corps. Ils désobstruent plus
aisément les glandes de la peau que celles des
autres parties. Ils augmentent bien plus la
transpiration externe que l'interne, & favori-
sent également bien davantage l'absorption externe que l'interne.

119. On réussit à concentrer les effets du
Bain sur quelque partie, en l'exposant seule à
l'action de l'eau. La nécessité de prendre quelquefois ce parti a fait imaginer les demi-Bains,
dans lesquels on a de l'eau jusqu'à la région
épigastrique, les Bains des pieds & des mains,
dans lesquelles ces parties seules sont plongées
dans l'eau : elle a fait encore inventer les douches. En faisant tomber l'eau d'une certaine
hauteur, on en augmente la pesanteur, & c'est
par cette augmentation du poids de l'eau que
les douches ont quelque avantage sur les Bains ;
mais avantage toujours proportionné à l'effet de
la pression, & qui se borne ordinairement à la
partie sur laquelle on reçoit la douche.

Toutes les autres efpeces de Bains partiels,
ont une efficacité relative à l'état de l'eau qu'on
emploie pour les faire ; mais quoiqu'ils ayent
une utilité locale, cette utilité n'eft pas abfolument bornée aux parties immergées & la fympathie nerveufe, la communication établie par
le tiffu cellulaire [61], & celle qui fubfifte entre les vaiffeaux fanguins, féreux & limphati-
ques, étendent fouvent l'utilité de ces Bains à
toutes les parties du corps ou à quelques-unes
d'entr'elles.

120. C'eft à raifon de la fympathie nerveufe
[31], que le Bain tiede des pieds & des jambes relâche le fyftème nerveux, calme les fpaf-
mes, les légers délires, l'infomnie, les douleurs
de poitrine, les irritations des entrailles.

C'eft la communication que le tiffu cellulaire
entretient entre toutes les parties [58], qui rend
ces mêmes Bains dérivatifs, quand quelque humeur viciée féjourne dans le tiffu cellulaire. Ce
font les loix de la circulation qui les rendent
encore dérivatifs, eu égard à la tête & à la poitrine.

Le Bain des mêmes parties, s'il eft chaud, raréfie puiffamment la maffe humorale, & conféquemment aux communications établies entre
toutes les parties du corps [62], ranime les

mouvemens de la machine , mais souvent en excite de trop grands.

Ces mêmes especes de Bain , préparés avec de l'eau fraîche à raison des mêmes communications , deviennent révulsifs , répercussifs & astringens , & quelquefois , par la suppression de la transpiration , sont diurétiques & eccoprotiques [110] (*e*).

Les Bains froids produisent les mêmes effets , mais avec une énergie souvent vicieuse.

Les Bains des mains peuvent être présentés sous le même point de vue [31, 62].

La crainte que la respiration ne soit gênée par la pesanteur de l'eau , fait souvent préférer le demi-Bain au Bain entier ; mais d'autres motifs , tels que l'intention de produire un effet local , décident ordinairement le choix des Bains partiels.

121 Lorsqu'on veut borner à la peau l'effet des Bains , on leur substitue les fomentations & les aspersions , soit d'eau chaude , soit d'eau tiede , soit d'eau fraîche : ces especes produisent , mais dans un moindre degré , les effets

------

(*e*) Voyez Baglivi, *liv. premier*, p. 115 , les Maladies nerveuses de With. Les essais de la chaleur de Stevenson. Essais d'Edimbourg , 7 *vol.*

des Bains entiers auxquels ils appartiennent par la qualité de leur eau : c'eſt cependant par leur impreſſion ſur les nerfs, qu'ils agiſſent principalement [31]. La fréquence de ces aſperſions & de ces fomentations, peut ſeule leur communiquer une partie de l'efficacité des Bains entiers, c'eſt-à-dire les rendre capables de produire un relâchement ou une tenſion de tous les ſolides du corps, & le délayement, l'édulcoration des humeurs ; elles ſuffiſent cependant pour donner au tiſſu de la péau de la molleſſe ou de la fermeté, & pour favoriſer la tranſpiration en déſobſtruant les pores & leur donnant un diametre proportionné à l'abondance de la tranſpiration.

Ces aſperſions & ces fomentations peuvent être encore employées avec avantage au ſortir de différens Bains, mais je ferai mention de leur uſage ſous ce point de vûe, quand je parlerai des attentions néceſſaires avant, pendant & après le Bain, de l'endroit qu'il faut choiſir pour le prendre, & de la durée qu'il doit avoir ; je vais auparavant déterminer quelle eſt l'action des Bains de mer.

122. La température de l'eau de la mer eſt du 12 au 15ᵉ degré du thermometre [15] : l'eau du Bain que j'appelle Bain frais a autant de

degrés de chaleur. L'action du Bain de la mer doit donc être la même que celle du Bain frais d'eau douce ; si elle diffère en quelque chose, ce ne peut être qu'à raison des mixtes que l'eau de la mer tient en diffolution. Quelle différence peuvent donc y apporter ces mixtes ? Voilà quel doit être pour le préfent l'objet des recherches.

123. Le fel eft le plus abondant des mixtes unis à l'eau de la mer, & prefque le feul qui mérite quelque attention [13] ; c'eft par fa préfence que l'eau de la mer pefe plus que l'eau douce, mais cet excès de pefanteur n'eft pas fort confidérable, d'où il fuit que quand à l'effet de la preffion que l'eau peut faire fur le corps, la différence ne mérite attention qu'autant que le corps feroit plongé profondément, & qu'on peut dire au fujet de la façon d'agir du Bain de mer tout ce qu'on a dit du Bain d'eau douce, relativement à la pefanteur de l'eau [105, 110, 216] ; mais le fel que l'eau de la mer tient en diffolution varie fenfiblement les effets de ces deux efpeces de Bains.

124. On a vu par la troifieme Expérience [72], que l'eau falée en pénétrant la Bandelette, en avoit un peu plus augmenté le poids que ne l'avoit fait l'eau douce ; on eft en droit

d'en conclure que le sel étoit entré dans le tiffu de cette bandelette, conjointement avec l'eau dans lequel il étoit diffous ; dès-lors, il eft évident que l'effet du Bain de mer doit être relatif à l'action du sel sur les solides & sur les fluides.

On fçait que le sel marin par ses pointes actives, quand il eft diffous, irrite les solides auxquels il eft appliqué. On fçait qu'une eau salée forme avec les corps gras & onctueux une union, que sans cet intermede salin elle n'auroit pas pu contracter ; & l'on peut en conclure. 1°. Que l'eau dans le Bain de mer, par sa qualité saline, excitera le jeu des solides plus vivement que l'eau douce dans les Bains de ce genre ; qu'ainsi la circulation sera plus accélérée dans le Bain de mer que dans l'autre, & conséquemment les secrétions plus abondantes. 2°. Que la maffe humorale, plus atténuée, augmentera encore davantage les secrétions & sur-tout celles de l'urine, eu égard à la qualité diurétique, reconnue de tout tems dans le sel marin. 3°. Que de la réunion de ces deux actions de l'eau de la mer, le Bain défobftruera plus efficacement les glandes & les visceres & particulierement les glandes cutanées ; qu'il sera donc un apéritif

& un diurétique plus efficaces que le Bain d'eau douce. L'onctuosité particuliere à l'eau de la mer, rendra aussi ce Bain plus émollient.

125. Il est un autre point de vue, sous lequel le Bain de mer a beaucoup d'avantages sur celui d'eau douce, & qui établit une grande différence entre ces Bains.

La profondeur de la mer ne se présente à l'imagination qu'accompagnée de l'horreur qu'inspire la crainte d'y être englouti. La vue de la mer affecte cependant foiblement les hommes, quand ils ne croyent pas avoir à craindre d'y être jettés ; mais si on les y précipite, sans qu'ils aient pu prévoir ni empêcher leur immersion, il se fait dans tout le corps un bouleversement prodigieux ; l'ame surprise par un événement aussi inattendu, effrayée par la crainte de la désunion qui lui paroît prochaine, laisse pour ainsi dire échapper les rênes du gouvernement du corps auquel elle préside : de-là, des irradiations irrégulieres du fluide nerveux, & une modification nouvelle des organes de la pensée & de tout le genre nerveux [18] ; désordre d'autant plus grand, modification d'autant plus variée, que l'homme qui aura été plongé dans la mer sera plus pusillanime ou plus persuadé qu'on en veut à sa vie.

Une immersion subite dans une riviere profonde, peut causer la même surprise, inspirer la même crainte, je le sçais; mais l'immensité de la mer & sa profondeur, frappent bien plus vivement l'imagination, & doivent conséquemment produire de plus grands effets.

126. Le Bain de mer agira donc à-peu-près de la même maniere que le Bain frais d'eau douce; mais il repoussera le sang dans l'intérieur en plus grande quantité, il excitera des contractions du cœur plus vives & plus fortes, il accélérera la circulation un peu plus que le Bain frais dans l'eau douce [105].

En irritant les solides, en décomposant les fluides par la salure de ses eaux, le Bain de mer sollicitera les secrétions avec plus d'énergie, & augmentera sur-tout celles des urines & de la matiere sébacée que filtrent les glandes cutanées. L'eau salée, introduite par le Bain dans le torrent de la circulation, dissoudra plus efficacement la masse humorale, la rendra plus fluide, en formant avec les graisses & les molécules visqueuses du sang un composé savoneux, mais à raison du sel qu'elle tient en dissolution, elle invisquera plus foiblement les âcres, & par son onctuosité amollira le tissu de la peau; sa principale vertu sera de pouvoir, dans l'occasion, changer l'irradiation du fluide nerveux, le ton des nerfs, & de calmer une irritation par une irritation d'une autre espece.

Le Bain de mer, de même que le Bain frais d'eau douce, est donc un tonique, un astringent, un relâchant modéré, un rafraîchissant, mais il est plus apéritif, plus délayant, plus diurétique, moins incrassant & moins calmant, plus anti-spasmodique.

127. Sous quelque point de vue qu'on envisage le Bain, soit d'eau de mer, soit d'eau douce, il est donc peu de remedes d'une utilité plus générale, aussi voit-on que les médecins les plus anciens ; de même que les plus modernes, le mettent au rang de ceux auxquels on peut donner le plus de confiance.

Toutes les especes de Bains étoient en usage avant Hippocrate (f), les Bains devinrent très-communs à Rome, dans le siecle d'Auguste (g); ils le furent aussi dans les Gaules & le font en-

----

(f) Voyez le régime des maladies aigues.

(g) Muza & Euphorbe son frere, les y avoient mis très en vogue, sur-tout les Bains froids, par lesquels Muza guérit Auguste de plusieurs fluxions & catharres auxquels cet Empereur étoit sujet. Charmis préconisa aussi beaucoup les Bains.

core

core en Afie , en Afrique & dans les Indes , où la plupart des Légiflateurs les ont confacrés en les transformant en ufages religieux.

Si les irruptions des Barbares , fi la tendre follicitude de la Religion Chrétienne , fi l'ufage habituel du linge ont rendu celui des Bains plus rare en Europe (*h*) , le befoin que la plupart des hommes en ont dans différentes circonftances de la vie , doit faire defirer que cet ufage fe rétabliffe.

SECTION IV.

128. Les différentes propriétés des Bains ne peuvent point rendre fon ufage indifférent , & quoiqu'ils conviennent à beaucoup de perfonnes , ils ne feront pas également utiles à toutes ; il en eft dont l'état les contr'indique tous , dont l'état demande l'ufage d'une efpece de Bain , exclufivement à celui de tous les autres ; il eft

---

(*h*) Telles font les caufes auxquelles Baccius , dans fon Chap. xv , *de thermis veterum* , attribue le difcrédit & le non ufage des Bains.

G

des circonftances , des momens , des faifons fa-
vorables pour chaque efpece de Bain. Le choix
du lieu où l'on doit prendre le Bain eft fort
important , & il eft des regles qu'on doit fuivre
avant que d'y entrer , pendant qu'on y eft &
après qu'on en eft dehors.

Pour prendre une jufte idée de l'ufage qu'on
peut faire des Bains, il faut les regarder comme
d'excellens remedes prophilactiques , comme
capables d'opérer dans plufieurs occafions une
cure radicale , & de contribuer à la guérifon
d'un grand nombre de maladies , foit en aidant
l'action de beaucoup de remedes , foit en modérant l'activité de quelques autres.

129. Les Bains tiedes font néceffaires aux
enfans du premier âge , pour faciliter le développement de leurs vaiffeaux ; mais il faut quelquefois leur faire prendre les Bains frais , pour
donner du reffort à leurs fibres [104 , 105].

L'ufage alternatif & affez fréquent des Bains
tiedes & des Bains frais , convient aux enfans du
fecond âge , pour achever le développement de
leurs vaiffeaux & fortifier leurs fibres.

Les hommes faits devroient fouvent prendre
des Bains tiedes & quelquefois des Bains frais ,
même tous les ans fur la fin de l'automne deux
ou trois Bains froids ; les premiers pour entre-

tenir la foupleffe de leurs membres, les feconds
pour faciliter la tranfpiration & éloigner l'oblitération des vaiffeaux qui amene la vieilleffe; les
derniers pour fe prémunir contre les impreffions
du froid.

Les vieillards trouveroient dans l'ufage des
Bains tiedes, & quelquefois un peu chauds,
un moyen fûr de retarder la rigidité de leurs
fibres, l'oblitération de leurs vaiffeaux, & de
prolonger la durée de leur vie (*i*) [103,
104].

Les femmes qui tranfpirent peu, qui exercent
peu, fuppléeroient à l'exercice par quelques

(*i*) Antiochus, Médecin, fe baignoit fouvent & vécut 80 ans.

Thelephus, Grammairien, vécut 100 ans, & toujours
bien portant; il fe baignoit deux fois par mois en hiver,
quatre fois en été, trois fois dans les autres faifons.

Primigene, Philofophe péripatéticien, avoit la fievre
le jour où il ne s'étoit pas baigné.

Gallien, *l.* 4. des moyens de fe conferver la fanté.

On trouve dans Baglivi la raifon de ce bon effet des
Bains, quand il dit dans fa Differtation *De morbis foli-
dorum*, p. 415. *Ex his deduci poterit, remedia ad vitam
longam & revera effe & talia dici debere, quæ in humano
corpore, elaterem cum rotis, & rotas cum elatere mollia,
laxa & facilé flexibilia confervare valent.*

Bains tiedes ou frais pris de tems en tems, & au moins trois à quatre fois par mois. L'état particulier de leurs nerfs leur rendroit cet usage bien avantageux [104, 105].

130. La diversité des tempéramens des hommes & le pouvoir des Bains, pour en changer la nature, rendent encore l'usage des Bains très-importans (k).

Les hommes d'un tempérament sanguin ont besoin que les Bains, modérément chauds, préviennent ou diminuent la tension des solides, les assoupliffent, les amolliffent & facilitent les secrétions, sur-tout la transpiration, en maintenant dans les liqueurs une fluidité qui éloigne la crainte des engorgemens. [104].

Dans ceux qui ont un tempérament bilieux, les solides sont presque toujours dans un état d'irritation, & les humeurs âcres; la chaleur de leur corps est ardente; le Bain tiede leur est donc nécessaire, en tant que relâchant, émollient, édulcorant & rafraîchiffant. (l) Le Bain

---

(k) Profper Alpin, dans sa Médecine des Égyptiens, *chap.* 2, *l.* 1, dit que les Bains changent les tempéramens bilieux en sanguins, les sanguins en pituiteux.

(l) Sennert, *tom.* 1, *p.* 612, dit que les Bains tiedes sont nécessaires dans les tempéramens chauds.

frais leur feroit auffi utile , mais avec quelque réferve [104].

Les tempéramens mélancoliques retireront encore beaucoup d'avantage du Bain tiede, en tant qu'il relâchera & amollira leurs folides, délayera & édulcorera leurs fluides [104] ; mais fouvent un relâchement vicieux , une efpece d'atonie nerveufe , contribuent à donner ce tempérament ; & fous cet afpect, le Bain frais leur conviendra fréquemment [105] , & même quelquefois le Bain froid , en qualité de toni-que , d'aftringent & d'échauffant [102] : c'eft cependant aux pituiteux que ce dernier eft ab-folument utile.

Ceux qui font de ce tempérament fe trouve-roient même bien du Bain très-chaud , parce que leurs humeurs font vifqueufes , parce que la férofité y furabonde , parce que leurs folides font relâchés ; & que pour corriger ce tempéra-ment , il faut tendre les folides , exciter le jeu des vaiffeaux , incifer puiffamment les humeurs & évacuer celles qui font furabondantes [103].

131. Un autre motif qui rend l'ufage des Bains très-important , c'eft qu'il y a des reme-des dont les Bains augmentent l'efficacité & & dont ils moderent l'activité.

Les emenagogues , les fudorifiques , agiffent

plus efficacement & moins tumultueusement, quand on les fait précéder, ou si on les accompagne de l'usage des Bains (*m*).

Le fer , le mercure & le kina , operent plus sûrement lorsqu'ils sont secondés par cet usage.

Les Anciens faisoient précéder par des Bains l'usage de l'hellébore & des autres mochliques (*n*).

Les Egyptiens prennent le vomitif dans le Bain (*o*).

On conseille dans les occasions où il faut purger les mélancoliques, de les purger dans le Bain (*p*).

132. Combien d'ailleurs n'est-il pas de maladies que les Bains guériroient, où dont ils favoriseroient la cure ? Pour s'en convaincre il suffit de revenir sur ce que j'ai dit [102, 103,

---

(*m*) Voyez Prosper Alpin, Traité cité , *ch.* 17 , *p.* 110.

(*n*) *Ibid.*

(*o*) Prosper Alpin , Medecin Egypt. *ch.* 17 , *fol.* 110.

(*p*) Voyez le Traité des Maladies mélancoliques de M. Lorry, *ch.* 3 , *p.* 330.

Le Traité des maladies nerveuses de M. With, *sect.* 188 , *p.* 341.

104, 105] des différens Bains : il suffit de se rappeller que dans toutes les maladies, la tension ou le relâchement domine en général, ou dans quelque partie du corps, que nos humeurs sont âcres ou vapides, raréfiées ou condensées ; que la chaleur du corps est excessive ou trop foible & les évacuations naturelles insuffisantes ou immodérées ; qu'ainsi les Bains qui sont relâchans ou toniques & astringens, édulcorans ou atténuans, condensans ou raréfians, rafraîchissans ou échauffans, doivent convenir dans une infinité de maladies.

Le nombre de ces maladies est même si considérable, que pour les présenter sous un point de vue avantageux, je joins à cette dissertation des Tables, dans lesquelles après avoir développé toutes les indications que les Bains peuvent remplir, je rapproche les maladies des indications qu'elles donnent. Chaque espece de Bain aura une Table particuliere, & j'y ajouterai quelques observations rares ou qui me sont particulieres ; j'espere par ce moyen ne rien laisser à desirer sur l'usage des Bains, & je vais finir par dicter des especes de loix à ceux qui voudront profiter des avantages qu'on peut se procurer en prenant des Bains.

G iv

133. Il ne faut pas se baigner pendant le regne d'une maladie épidémique [57] (*q*).

On ne doit entrer dans aucun Bain lorsqu'on est en sueur, mais sur-tout dans le Bain froid & dans celui qui est frais. La suppression de la transpiration, que la pression & la froidure de l'eau occasionneroient, deviendroit funeste. [102, 105] Alexandre fut sur le point de périr pour s'être baigné étant en sueur, dans la riviere de Cydne, dont l'eau étoit très-froide.

La crainte que l'absorption interne ne porte dans le sang un chyle mal travaillé, doit engager à ne jamais entrer dans le Bain, tandis qu'on a l'estomac rempli, sur-tout de boisson [57] (*r*).

La même crainte doit déterminer à se préparer aux Bains par un purgatif ou tout au moins par des lavemens.

(*q*) Celse le recommande d'après les Anciens, & Prosper Alpin dit que de tout tems les Egyptiens en ont fait un précepte.

(*r*) *Hippo. de victus ratione in mor. acutis.* sect. 4, p. 395.

Gallien, *de meth. meden.* p. 391.

Sennert, *tom.* 1, *p.* 601.

Les perſonnes pléthoriques doivent s'être fait ſaigner avant de commencer l'uſage des Bains, ſans cette précaution elles s'expoſeroient à des inconvéniens prouvés par la maniere d'agir des Bains [102, 103, 104, 105] (*s*).

Comme tous les changemens ſubits ſont dangereux & ſur-tout les paſſages du chaud au froid, & qu'il faut un peu de force pour ſupporter le premier effet de la preſſion de l'eau dans le Bain, il faut reſter quelque tems en repos avant que d'entrer dans le Bain frais & ſur-tout dans le Bain froid [94].

Les Anciens, guidés par une fauſſe théorie, vouloient que pour prémunir l'eſtomac contre les effets de l'eau, on ſe frottât la région de l'eſtomac avec quelque huile aromatique ou quelque cérat, avant qu'on entrât au Bain.

134. Le Bain chaud doit à peine durer ſix à ſept minutes [102] (*t*).

Le Bain froid deux ou trois minutes, plus ou moins, ſuivant le degré de froideur de l'eau [103].

La durée du Bain frais peut être facilement

(*s*) *Etmuler.* tom. 1, ch. 3, ſect. 3.

(*t*) Mém. de l'Acad. des Sciences de Paris, années 1747 & 1752, *p.* 270, 437.

de demi-heure, & celle du Bain tiede d'une heure & plus. Volkamer prétend qu'il en faut fortir quand la fueur paroît au front (*u*) : en général on doit fortir du Bain, même tiede ou frais, dès qu'on y friffonne, ou fi l'on y faigne au nez, ou bien encore fi l'on a des envies de vomir (*x*).

Il faut toujours fe jetter dans le Bain avec vivacité, & fur-tout fe plonger brufquement & même en entier dans le Bain frais ou froid, pour éviter les mauvais effets qui réfultent de l'inégalité de la preffion.

On peut prendre plufieurs Bains tiedes par jour, & en continuer long-tems l'ufage. On reviendra moins fouvent à celui du Bain frais. On fera très-circonfpect fur la fréquence du Bain froid, & l'on ne permettra que très-rarement le Bain chaud.

135. Si l'on n'eft pas néceffité par les circonftances à faire ufage des Bains, c'eft en hiver que le chaud peut être pris ; c'eft au printems & en automne qu'il faut prendre le Bain froid ;

(*u*) Ephem. des cur. de la Nature decur. feconde année, 6, 1686. Coll. Accad. *vol. 7, p. 501.*

(*x*) *Hippo. de vict. rati. in mor. acutis.* p. 395. Baccius, *ch. 26.*

le tiede convient dans les mêmes saisons & en hiver : le frais en été (y).

Le choix de l'heure pour le Bain chaud est presque indifférent, il vaut mieux cependant le prendre le soir.

C'est dans le milieu du jour qu'on peut entrer dans le Bain froid ; c'est le matin ou le soir qu'il faut choisir pour le Bain tiede, & le soir pour le Bain frais.

Quand on prend le Bain frais dans la riviere ou dans la mer, il faut se rendre au Bain un peu avant le coucher du soleil. Si pendant le Bain on a de grandes douleurs de tête, il en faut sortir ; mais si elles sont supportables, le Baigneur doit se faire verser de l'eau sur la tête ou la plonger dans l'eau. Les douleurs dans ces circonstances sont l'effet de l'inégale compression du corps, & l'irroration ou l'immersion faisant disparoître cette inégalité de pression, les dissipe entierement (z).

(y) *Hippo. de vict. rat.* sect. 4, pag. 338.

(z) L'Auteur du Dictionnaire de Médecine, au mot Bain. Celse, *chap.* 18, *liv.* 6, & *chap.* 4, *liv.* 1. M. Lorri, dans son Traité *de morbis melancholicis,* conseille ces irrorations & ces immersions. J'en ai souvent éprouvé de bons effets dans les affections hypocon-

136. Il faut rester tranquille dans le Bain &
n'y point parler (*a*), faire peu de mouvemens
quand on en est dehors ; on doit cependant ex-
cepter de cette regle ceux qui ont pris le Bain
froid , & qui , s'ils ne passent pas dans un lit
bien chaud , doivent marcher beaucoup , même
courir pour faciliter le jeu des vaisseaux & contribuer à l'accélération de la circulation.

137. Il est prudent de passer dans un Bain
tiede au sortir du Bain chaud , pour calmer la
chaleur qu'il a produit & diminuer la tension excessive à laquelle il a porté les solides (*b*) ; il le
seroit encore au sortir du Bain tiede , de se
faire oindre d'huile , pour prévenir l'épuisement,
qui pourroit être la suite d'une transpiration
trop considérable ; c'étoit l'avis de Cœlius , Au-
relianus , de Riviere & de Sanctorius (*c*) , &

driaques , dans les phrénésies & les nimphomanies. Il
n'en faut pas plus , sans doute , pour m'autoriser à les
proposer.

(*a*) *Hippo. de ratione vict. in morb. act.* sect. 4 ,
p. 395.

(*b*) L'exemple de M. le Monier , après le Bain qu'il a
pris à Bareges , est concluant.

(*c*) Voyez Riviere , dans sa Pratique Médicinale , p.
203 ; Col. sec. Statique de Sanctorius , *aph.* 122.

Gallien veut (*d*) que toutes les fois qu'au fortir du Bain tiede , on a lieu de craindre une tranfpiration trop copieufe , on prenne le même parti.

Si l'on veut au contraire augmenter la tranfpiration , foit au fortir du Bain tiede , foit au fortir du Bain froid & même du Bain chaud , on fe mettra dans un lit bien échauffé.

La crainte du trop grand relâchement , après le Bain tiede , autorife l'immerfion dans l'eau fraîche , ou la fimple afperfion , parce que l'impreffion de la fraîcheur fur les nerfs , fur les folides & fur les fluides , remonte pour ainfi dire les folides & leur redonne un ton que le relâchement leur avoit fait perdre.

On préviendra cet excès de relâchement , en fe faifant oindre d'huile avant que d'entrer au Bain ; les pores bouchés par l'huile n'attireroient point l'eau , & ce fluide ne pénétrant point les folides , ceux-ci ne feroient relâchés que par l'impreffion de la chaleur , & ce relâchement ne feroit point à craindre. C'eft fans doute par ces réflexions que Gallien & Sennert ont été décidés

---

(*d*) Voyez Gallien , *liv.* 2 , *de fimpl. Medic. facultate.* c. 24. Sennert , *tom.* 1 , *p.* 596 *à* 597 , eft du même avis.

à recommander expreſſément cette onction (*e*).

138. Il ne faut pas manger immédiatement au ſortir du Bain, parce que l'abſorption interne [57], qui continue, pourroit entraîner quelque portion de chyle mal travaillé ; & ſelon le conſeil d'Hippocrate, il ſera à propos de mettre au moins demi-heure d'intervalle entre la ſortie du Bain & le repas (*f*) ; mais ſi les Bains ſont employés pour faciliter, ſeconder ou modérer l'effet de quelques remedes, on peut les donner immédiatement après la ſortie du Bain & même pendant le Bain (*g*).

139. Quant au lieu où l'on doit prendre le Bain, ſi c'eſt dans la mer ou dans la riviere qu'on doit ſe baigner, il faut, autant qu'il eſt poſſible, ſe mettre à l'ombre & choiſir un endroit où l'eau ne ſoit pas trop agitée, mais où elle ne croupiſſe pas. Si les Bains ſont domeſtiques, la ſalle du Bain doit être vaſte, bien aërée, ni froide ni chaude, ni remplie de fumée (*h*).

(*e*) Le premier, liv. 2, *de ſimpl. Medic. facult.* c. 24. Le ſecond, *oper. ſu.* tom. 1, p. 596 à 597.

(*f*) *De rat. viƈt. in morbis acutis.* ſ. 4, p. 395.

(*g*) *Etmuler. oper.* t. 1, ſ. 3, ch. 3.

(*h*) *Hipp. de ratione viƈtus in m. acut.* ſ. 4, p. 395. *Etmul.* endroit déja cité.

J'ajouterai qu'il est nécessaire que suivant les motifs qui décident à faire usage du Bain, on puisse trouver, sans se trop exposer à l'impression de l'air, un lit & des gens prêts à rendre les services dont on peut avoir besoin.

140. Toutes ces précautions paroissoient si importantes à Hippocrate, que malgré la grande idée qu'il avoit de l'utilité des Bains, il défendoit à ses Disciples de les conseiller, si les malades n'avoient pas toutes les commodités nécessaires, parce que, disoit-il, les Bains pris indiscrétement nuisent plus qu'ils ne sont utiles (*i*).

141. La nécessité de ces précautions & l'importance des Bains, doivent donc bien faire regretter que le ravage du tems & les circonstances aient fait négliger les Bains publics. Une Académie qui, de même que la vôtre, Messieurs, dirige une partie de ses vues sur les moyens de perfectionner l'art de guérir, paroît avoir déja voulu engager le Ministere à fixer les yeux sur un objet d'une aussi grande importance (*k*), quand vous demandez un nouveau déve-

------

(*i*) *Hipp.* endroit déja cité.

(*k*) L'Académie de Dijon avoit proposé pour le prix de 1755, de déterminer la maniere d'agir, les avanta-

loppement de la maniere d'agir & de l'utilité des Bains ; vous efpérez fans doute qu'on rendra cette utilité affez fenfible , pour déterminer le Gouvernement à s'en occuper férieufement. Puiffent vos vœux être fatisfaits : puiffé-je être entré dans vos vues, de façon à mériter vos fuffrages , & à coopérer avec vous à rendre un fervice auffi effentiel à l'humanité.

---

ges & les inconvéniens du Bain aqueux. Je concourus ; mais quel qu'ait été le fort de mon Ouvrage, celui-ci en differe en tout.

FIN.

NOTES

NOTES
DES
TABLES.

NOTES

DE LA TABLE

DU BAIN FROID.

1. *Baccius de therm. veter.* c. 25. Planque, Bibliot. Anat. au mot Bain froid. *p.* 439.

2. Gallien, *m. med.* p. 443. M. Lorri, *morb. melanc.* part. prem. ch. 2, p. 169. M. With, malad. nerv. §. 175, *p.* 308.

3. Ce fut par ce moyen que Muza guérit Auguste. M. Lorri les conseille, *morb. mel.* 2d vol. cap. 2, p. 169.

4. M. With, m. nerv. §. 208, *p.* 422.

5. *Gall. de sumit. tuendâ.* lib. 3°.

6. *Bacc.* cap. 20. J'ai employé souvent les Bains dans pareille circonstance avec beaucoup de succès.

7. *Bacc.* endroit cité.

8. *Bacc.* Ibid. Les Anciens, au rapport de Gallien, employoient le Bain dans les fievres. Wainswrigth & Floyer, selon l'auteur du Dict. de Méd. au mot Bain.

9. M. Planque, bibl. Anat. au mot Bain, *p.* 439.

H ij

10. Le même, endroit cité.

11. *Ibid.*

12. M. Planque, *ibid.* Homberg, Hift. de l'Acad. Royale des Sciences de Paris, année 1710. Floyer & Wainwrigth dans le Diét. de Méd. au mot Bain.

13. M. Planque, endroit cité. Obfervation de M. Pomme. Journ. de Méd. Août 1756, *p.* 140.

14. Obferv. de M. Michelloti à Venife. Hift. de l'Acad. des Sc. de Paris, année 1734, *art. prem. p.* 41. M. Planque, endroit cité.

15. *Baglivi*, lib. prim. p. 103. *Willis de anim. brut.* cap. 10, p. 150.

16. Une Demoifelle de 40 à 50 ans étoit tourmentée par la fureur utérine, au point de paffer toutes les bornes poffibles de la décence. Les faignées multipliées, les anti-fpafmodiques ne donnant aucun calme, j'infiftai fur les Bains froids ; elle en prit une vingtaine, & fut calmée.

17. M. With, mal. nerv. §. *p.* 344.

18. M. Burette, mém. fur les Athlettes, dans ceux de l'Académie des Belles-Lettres, où il dit que pour donner de la continence aux Athlettes, & dans l'intention de conferver leurs forces, on leur faifoit prendre fouvent le Bain froid.

19. Obferv. de M. Brun, Journ. de Méd. Août 1766, *p.* 130.

Deux cens feaux d'eau jettés fur un enragé le guérirent, au rapport de M. du Hamel.

Pareille afperfion & le Bain froid, guérirent une fille, à ce qu'affure M. Morin. Mém. de l'Acad. des Scienc. année 1699.

20. Dict. de Méd. mot Bain.

21. Mercurial, livr. 2, des malad. des Enfans. *p.* 95.

22. M. Pomme, dans son Traité des Vapeurs. M. Lorri, endroit cité au *n°.* 3.

23. On peut juger de l'effet qu'auroit ce Bain, par la guérison d'un Courier, qui, après avoir couru de de Lyon à Montpellier en poste, & être arrivé par une très-grande chaleur, tomba mort à son arrivée, & que M. Didier guérit en le faisant couvrir de glace.

24. Gallien, M. Méd. *p.* 443, 1.

25. M. With, m. n. §. 175, *p.* 308.

16. *Bacc. de therm.* c. 26.

27. Observ. de M. Goirrand, Chirurgien à Berre, Journ. Méd. Octobre 1866. *p.* 345.

Je sçais qu'un de mes Confreres a vu deux malades qui se sont jettés d'eux-mêmes à la riviere dans des fievres avec délire, & en ont été soulagés.

28. *Baccius,* c. 20.

29. M. Planque, endroit cité de sa Bibliotheque Anatomique.

30. J'ai eu tout récemment une preuve de son efficacité dans cette maladie.

Uu Curé d'un Village peu distant de cette Ville, étoit perclus des jambes par des rhumatismes & une espece de sciatique, qui non-seulement lui causoient les douleurs les plus vives, mais encore lui enlevoient la liberté des mouvemens, au point que son état approchoit de celui d'une paralysie très-complette. Il tenta toutes sortes de remedes diaphorétiques, sudorifiques, fondans, purgatifs. Il alla à des eaux thermales, y prit les Bains & la douche, en but amplement, & en revint dans un plus mauvais état que celui où il y étoit allé. A son retour, ce malade désespéré du peu de succès des remedes, chercha des recettes dans des livres, ouvrit par bonheur pour lui le Dictionnaire de Médecine, & y vit le Bain froid préconisé pour les rhumatismes ; aussi-tôt il se fit porter à une petite riviere qui passe au bas de son presbytere : la saison étoit froide, puisque ç'a été sur la fin de Novembre qu'il a pris ce Bain ; il resta dans l'eau cinq minutes, fut porté ensuite dans un lit : jusqu'à ce moment il ne pouvoit faire aucun mouvement, il sentit un soulagement notable dès le quatrieme Bain, & put aller prendre le cinquieme à l'aide d'un bras : huit Bains l'ont guéri. J'ai vu ce malade à la Ville, il y a trois mois : il me fit l'histoire entiere de sa maladie & de sa guérison, alors il marchoit fort bien quoique lentement.

31. Dict. de Méd. au mot Bain.

32. Même Dict. endroit cité.

33. *Ibid.*

34. La simple application de linges trempés dans l'eau froide, suffit pour opérer cette condensation.

D E L A T A B L E

Du Bain chaud.

1. T RAITÉ du Tissu muqueux, par M. Bordeu, & la Dissert. sur les Ecrouelles ; par le même.

2. *Baccius de thermis veterum. cap.* 21.

DE LA TABLE

Du Bain tiede.

1. H IPPOCR. 22 , aph. de la septieme sect. p. 1253. *Baccius*, cap. 23. Baglivi , *de fibr. motri.* lib. 1. p. 325. Journal de Méd. Août 1766. Observ. de M. de la Brousse. p. 123.

2. Baglivi , *de morb. solid.* p. 146.

3. *Baccius.* cap. 23.

4. *Galen.* lib. 8 , *de locis affectis ,* cap. 6. *Riverii , prax. med.* 203 , 2. *Sancto.* aph. 102. *Joan. Francis. Keldisius apud Schenkium.* p. 150.

5. *Ludov. Mercat. consult.* 1 , p. 4.

6. *Gal. de sanita. tuend.* lib. 1 , p. 236.

8. Alexandre de Tralles , *lib.* 1, c. 14.

9. Baglivi , *lib.* 1 , *p.* 151. Bacc. c. 23.

10. *Baccius ,* cap. 21. *Sanctorius ,* aph. 103.

11. Hipp. 22 , *aph. sect.* 7.

12. *Baccii ,* cap. 23. En 1756 , je fus appellé pour une veuve âgée de 60 ans environ , qui m'assura n'avoir eu aucun écart à se reprocher , mais dont le mari avoit été galant. Cette femme n'avoit jamais eu aucun accident vérolique : quand je la vis , elle étoit couverte d'especes d'écailles qui étoient de la largeur d'un ongle & épaisses comme un parchemin fin ; ces écailles se détachoient & se régénéroient aisément, tous les matins on en ramassoit dans son lit deux jointées. Peu à peu son visage se couvrit

d'écailles comme son corps, les levres durcirent, les aîles du nez endurcies se releverent, les paupieres se renverserent ; enfin, elle prit une forme hideuse, & sa maladie étoit une lepre confirmée. Je tentai tous les diaphorétiques, tous les évacuans, conseillés dans pareille occasion ; j'insistai sur des apéritifs savoneux, enfin j'en vins aux Bains tiedes & à l'usage interne & externe de l'æthiops minéral. Les Bains, les frictions & les pilules guérirent la malade ; de façon que sa peau a repris sa mollesse & sa blancheur naturelle, qu'elle a joui d'une bonne santé jusqu'en 1764, qu'elle est morte d'une fievre catharrale putride.

Arnaud de Villeneuve mettoit le Bain au rang des remedes les plus efficaces contre cette maladie.

14. Hipp. 22, *aph. sect.* 7. *Bacc.* cap. 23.

19. *Baccii.* cap. 23.

20, 21. *Lud. Mercat. conf.* 18, p. 100.

22. *Baccii.* cap. 23.

23. M. Lemeri, Mém. de l'Acad. Royal. des Sc. de Paris, année 1711. M. Fischer, Médecin Allemand, fait baigner ses malades dans tout le cours de la maladie.

Il régna en ce pays-ci, en 1753, une épidémie variolique très-considérable & qui fit périr au moins $\frac{1}{7}$ de ceux qui en furent attaqués. Parmi les malades que j'eus occasion de voir, étoit un enfant de six à sept ans, très-fort, très-vigoureux, fort sanguin ; plusieurs saignées, beaucoup de délayans n'avoient pas pu faciliter l'éruption ; la peau étoit tendue, rouge, seche, sensible au toucher, mais aucune pustule ne paroissoit ; la respiration étoit gênée, la tête fort embarraffée ; le malade avoit une foif intariffable, fes urines étoient rouges. Je confeillai le Bain tiede, le malade y refta environ trois quarts d'heure ; la peau s'affouplit, devint humeƈtée ; l'éruption commença deux heures après le Bain & fe fit parfaitement ; la fievre & tous les accidens diminuerent, l'enfant dormit ; & dès ce moment, la petite verole parcourut toutes fes périodes avec tranquillité ; le malade, qui eft très-peu gravé de petite vérole, me rend aujourd'hui le fervice de copier ces Tables.

24. M. With, malad. nerv.

25. *Bacc.* c. 23. Profper Alpin, méd. Egypt. *chap.* 17, *fol.* 110.

26. M. Lorri, *morb. mel.* c. 3, p. 340.

27. M. With, malad. nerv. §. 188, *p.* 381.

28. *Bacc.* cap. 23.

29. J'ai confeillé ce remede avec fuccès dans plufieurs engorgemens laiteux de la matrice, & la fécondité a été la preuve de fon efficacité.

30. Les bons effets des Bains, pour entretenir la propreté, pour donner de la foupleffe à la peau ; & dans toutes les maladies cutanées prouvent leur aƈtion fur les glandes de la peau.

31. *River. p. medic.* p. 190, 2. *Bacc.* cap. 23.

32. *Ibid.* . . . . 239, 2.

35. *Ibid.* . . . . 223, 2.

36. *Galen. m. med.* lib. 11, p. 442. George Wolkamer, Obferv. 239 des Ephém. decur. fec. année 6, 1686. Collec. Acad. *vol.* 8, *p.* 501.

37. *Baccii*, cap. 23.

38. *Galen. meth. med.* p. 441, 2. *Senerti, tom.* 2, p. 129.

43 *Baccii*, cap. 23.

46. J'ai eu occasion de voir deux malades attaqués de la fievre lypirie ; je ne réussis à calmer le feu intérieur & ranimer la chaleur extérieure, qu'à l'aide des Bains tiedes. L'un des malades étoit un homme de 50 à 60 ans, Prieur d'une Communauté de Grand-Montins, l'autre un jeune Laboureur de 22 ans.

49. Plusieurs glandes schirreuses du sein, & qui commençoient à être sensibles, & à donner ces élancemens & ces sentimens de chaleur brûlante qui annoncent un cancer imminent, ont été fondues ou du moins rendues indolentes.

50. *Bacc.* cap. 23.

51. *Ibid.*

52. *Lud. Mer. consult. v.* p. 34.

53, 54, 55, 56. *Baccii*, cap. 23.

57. Alexandre, au rapport de Plutarque, dans ses *Simposiasques*, *l.* 8, *quest.* 9. dormoit dans le Bain ayant la fievre.

58. *Lud. Merc. conf. v.* p. 34. *Trallii,* lib. 1, cap. 16, *apud Schenkium.* p. 97.

59. *Æginette, Monavius, apud Schenkium.*

60. *Bacc.* cap. 23.

61. *Ibid. Valleriol.* lib. 1. Obferv. 7.

62. J'ai souvent eu recours à ce moyen, quand la petite vérole n'avoit pas suppuré abondamment. Dans une épidémie d'une fievre pétéchiale pourprée, qui régna en ce pays-ci en 1761 & 1762, la convalescence étoit souvent longue, & les malades fatigués par des récidives de fievre anomale : les apéritifs joints aux Bains, produisirent de très-bons effets. Il régna en 1765 une fievre scarlatine, qui laissoit après

elle des dépôts dans les glandes & dans les visceres, quand la dépuration n'avoit pas été complette : pour les prévenir, les Bains étoient infaillibles, lorsqu'ils étoient associés aux diaphorétiques & aux purgatifs.

DE LA TABLE

Du Bain frais ou d'Eau de Mer.

1, 2, 3, 4, 5, 6, 7. **M.** With, malad. nerv. §. 159. p. 261.

6. *Celsi*, *oper.* lib. 4, cap. 11.

7. Le préjugé qui parle pour l'usage de ce remede dans la rage, est appuyé principalement sur la pesanteur de l'eau de la mer, mais l'effet de cette pesanteur n'est pas assez grand pour produire une révolution telle que l'exige la cure de la rage, & surtout par préférence à l'eau douce. Le trouble de l'ame me paroît ici le seul moyen actif ; au reste, dans cette maladie je préférerai toujours la poudre de Cobbes & le mercure administré intérieurement & extérieurement.

DE LA TABLE

Des Bains Partiels d'Eau chaude.

1, 2. **B**AGLIVI, *liv.* 1, *p.* 115.
3. Le même, *de morb. solid.* p. 416.

4. Maladies nerv. de M. With, §. 108, *p*. 162.

5. *Ibid.* p. 249.

6, 7. *Ibid.* §. 176, p. 339.

8. *Ibid.* §. 202, p. 415.

9. Sennert, *tom.* 1, *p*. 609.

10. *Salius diversus de affect. part. apud Schenkium*, p. 81, *colum*. 2.

Un Vieillard septuagénaire, mais riche & marié depuis quelques années avec une jeune femme, tomba d'une apoplexie si forte que l'on perdit bientôt l'espérance de l'en tirer. Il avoit toujours promis à sa femme de l'instituer héritiere ; le testament n'étoit pas fait ; cette mort imprévue étoit un coup de foudre ; aussi rien n'égaloit la douleur dont la future veuve donnoit des preuves. Un Médecin touché de son désespoir, & se ressouvenant que Musgrave recommandoit le Bain des pieds dans l'apoplexie arthritique, conseilla le même remede : on saisit avec empressement ce secours ; on plongea le malade jusqu'au ventre dans l'eau bien chaude ; la connoissance & la parole revinrent ; le testament fut fait ; l'apoplexie eut une rechûte à laquelle le vieillard succomba, & la veuve jouit encore à présent de l'efficacité du Bain chaud.

11. Malad. nerv. de M. With, §. 182, p. 368.

12. Musgrave le recommande, sur-tout quand la goutte s'est fixée sur la tête.

13. M. Wan-Swieten, Comm. sur l'Aphorisme 772.

14. Astruc, dans les maladies des femmes.

15. Malad. nerv. de M. With, §. 108, *p*. 62.

16. Un Marchand, qui, dans un tems de foire, & pendant un hiver fort humide & fort froid,

avoit paſſé toute la journée dans un magaſin, ſans feu, ayant les pieds ſur un pavé fort humide, fut attaqué d'un flux de ventre diſſenterique. Je fus appellé, & parmi les remedes que je preſcrivis j'inſiſtai ſur le Bain chaud des pieds ; il le prit ſept à huit fois dans vingt-quatre heures, & chaque Bain duroit un quart d'heure environ ; tous les accidens ſe calmerent avec une rapidité ſurprenante.

17. Voyez les malad. mélancoliques, par M. Lorri.

DE LA TABLE

Des Bains Partiels d'Eau tiede.

2, 1. *R̞ iv. Prax. med.* 191, 257.

13, 3. Hoffmann les conſeille.

4 *Riv.* p. 217.

6. *Bagl.* cap. 9, *de mirâ prop. oſcill.* p. 333.

7. *Ibid.* cap. 7, *de elat. ſolid.* p. 316.

8. M. With, malad. nerv. §. 152, *p.* 247.

9. Schenkius. *p.* 393.

10. M. With. *p.* 247.

11. *Ibid.* p. 203. §. 137.

12. *Ibid.* p. 339.

14. J'ai ſouvent eu recours avec avantage à ce moyen, dans le commencement des embarras inflammatoires du bas-ventre ; & les Chirurgiens de l'Hôpital de cette Ville, emploient depuis quelque tems avec ſuccès le même remede, pour prévenir ou arrêter les progrès de l'inflammation du bas-ventre, qui ſuit quelquefois les opérations de la taille.

15. M. Lorri, *morb. mel.* c. 3, p. 340.

16. Profp. Alp. med. Egypt. c. 17. p. 110.

17. Hift. de l'Acad. des Sc. de Paris, année 1699.

18, 17. J'ai pris l'habitude de faire baigner les pieds à prefque tous mes malades, & la plupart ont eu beaucoup de boutons fur les pieds & très-peu fur le vifage.

19, 18. Gall. liv. 5, *de locis affectis.* c. 6.

20. Bagl. c. 7, *de vi. folid.* p. 312 & 313.

21. M. With, §. 176, p. 323 & 328.

22. Journ. Méd. Août 1766, p 140.

23. M. Fifcher emploie auffi les fomentations. J'ai la coutume de faire fomenter le vifage avec une eau mucilagineufe peu chargée, faite avec du veau, de la graine de lin ou de la racine de guimauve.

DE LA TABLE

Des Bains Partiels d'Eau froide.

12. R IVER. lib. 15. *prax. med.* p. 246.

43. Stewenfon, Effais d'Edimbourg, *vol.* 7, *p.* 570.

5. M. de Sauvages, Mém. de l'Acad. des Sc. de Paris, année 1739, *p.* 475.

6. Schenkius, *p.* 136, *Avicen.* lib. 3. f. 2, cap. 7.

7, 8. *Galen. meth. med.* p. 443. *Bacci.* cap. 22.

9. M. Lorri, *morb. met.* 2 vol. p. 1, cap. 20, p. 169.

10. *Ibid.* p. 133.

11. Dict. de Méd. au mot Manie. Geffi. cap. 18, p. 16, 6.

15, 14, 13, 12. Schenkius , d'après Hollier , *chap.* 1 , liv. 1 , *de morbis internis.*

D'après Gallien , Commen. de l'Aphor. 31 , *liv.* 6.

16. Actes de Coppenhague , années 1677 , 1678. Collect. Acad. *t.* 7 , *p.* 264.

19 , 18 , 17. Journal de Méd. 1766 , Août. *p.* 139. Octobre. *p.* 331.

20 , 21 , 22 , 23 , 24. Ephém. decur. premiere , années 9 & 10 , 1768 , 1769. Collect. Acad. *tom.* 1 , *p.* 450.

25. Schenkius , d'après Valesc. *l.* 4 , c. 28 , *p.* 396.

26 , 27 , 28 , 29. *Riv. prax. med.* p. 233 , 245 , 250 , 268.

30. M. Astruc conseille beaucoup ce remede ; & une gonorrhée , qui duroit depuis trois ans , céda aux demi-Bains froids que je fis prendre au malade , par le conseil de ce Médecin.

Fin des Notes des Tables.

TABLE DU BAIN FROID.

L'Eau dans le Bain froid agit,

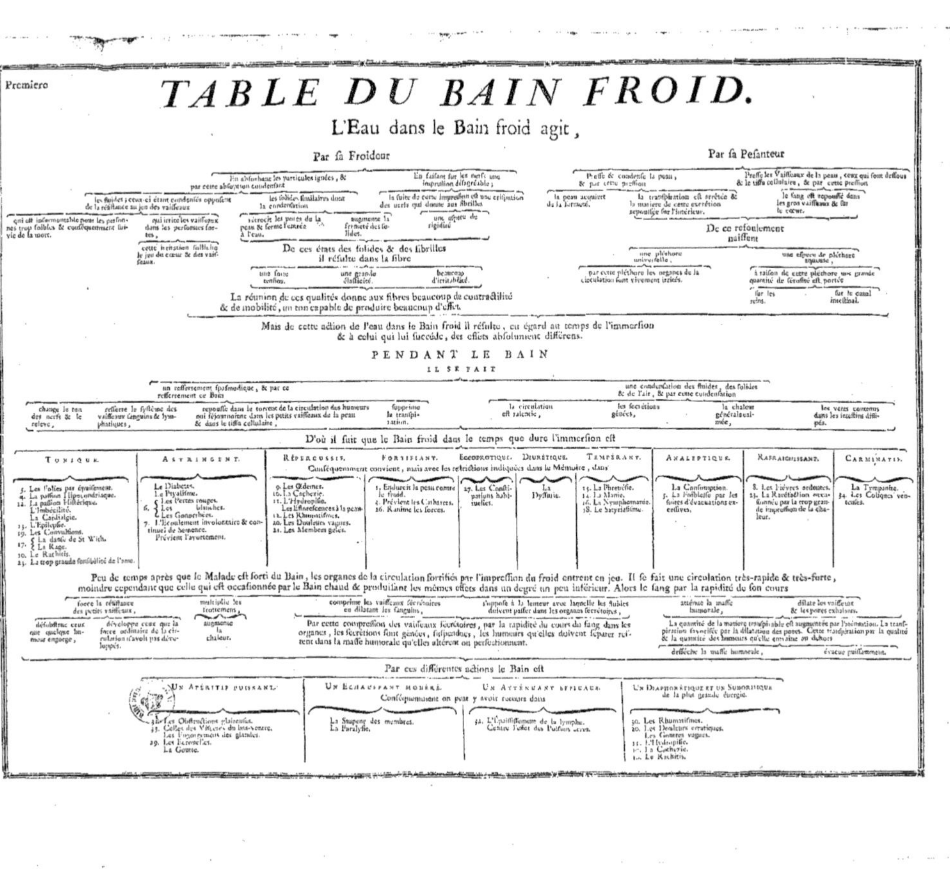

Par fa Froideur — **Par fa Pefanteur**

En abforbant les particules ignées, & par cette abforption condenfant — En faifant fur les nerfs une impreffion défagréable; — Preffe & condenfe la peau, & par cette preffion — Preffe les Vaiffeaux de la peau, ceux qui font deffous & le tiffu cellulaire, & par cette preffion

les fluides; ceux-ci étant condenfés oppofent de la réfiftance au jeu des vaiffeaux — les folides fimilaires dont la condenfation — la fuite de cette impreffion eft une crifpation des nerfs qui donne aux fibrilles — la peau acquiert de la fermeté. — la tranfpiration eft arrêtée & la matiere de cette excrétion repouffée fur l'intérieur. — le fang eft repouffé dans les gros vaiffeaux & fur le cœur.

qui eft infurmontable pour les perfonnes trop foibles & conféquemment fuivie de la mort. — qui irrite les vaiffeaux dans les perfonnes fortes, — rétrecit les pores de la peau & ferme l'entrée à l'eau. — augmente la fermeté des folides. — une efpece de rigidité — De ce refoulement naiffent

cette irritation faifillant le jeu du cœur & des vaiffeaux. — De ces états des folides & des fibrilles il réfulte dans la fibre — une plethore univerfelle, — une efpece de plethore squautte;

une forte tenfion. — une grande élafticité — beaucoup d'irritabilité — par cette plethore les organes de la circulation font vivement irrités. — à raifon de cette plethore une grande quantité de férofité eft portée — fur les reins. — fur le canal inteftinal.

La réunion de ces qualités donne aux fibres beaucoup de contractilité & de mobilité, un ton capable de produire beaucoup d'effet.

Mais de cette action de l'eau dans le Bain froid il réfulte, eu égard au temps de l'immerfion & à celui qui lui fuccéde, des effets abfolument différens.

PENDANT LE BAIN
IL SE FAIT

un refferrement fpafmodique, & par ce refferrement ce Bain — une condenfation des fluides, des folides & de l'air, & par cette condenfation

change le ton des nerfs & le releve, — refferre le fyftême des vaiffeaux fanguins & lymphatiques, — repouffe dans le torrent de la circulation des humeurs qui féjournoient dans les petits vaiffeaux de la peau & dans le tiffu cellulaire, — fupprime la tranfpiration. — la circulation eft ralentie, — les fecrétions gênées, — la chaleur généralecalmée, — les vents contenus dans les inteftins diffipés.

D'où il fuit que le Bain froid dans le temps que dure l'immerfion eft

TONIQUE.	ASTRINGENT.	RÉPERCUSSIF.	FORTIFIANT.	ECCOPROTIQUE.	DIURÉTIQUE.	TEMPÉRANT.	ANALEPTIQUE.	RAFRAÎCHISSANT.	CARMINATIF.
		Conféquemment convient, mais avec les reftrictions indiquées dans le Mémoire, dans							
5. Les Folies par épuifement. 4. La paffion Hipocondriaque. 12. La paffion Hiftérique. L'Imbécilité. La Cardialgie. 13. L'Epilepfie. 19. Les Convulfions. 17. { La danfe de St Wich. { La Rage. 10. Le Rachitis. 23. La trop grande fenfibilité de l'ame.	Le Diabetes. Le Ptyalifme. 6. { Les Pertes rouges. { Les blanches. { Les Gonorrhées. 7. L'Ecoulement involontaire & continuel de Semence. Prévient l'avortement.	9. Les Œdemes. 10. La Cacherie. 11. L'Hydropifie. Les Efflorefcences à la peau. 12. Les Rhumatifmes. 20. Les Douleurs vagues. 21. Les Membres gelés.	1. Endurcit la peau contre le froid. 2. Prévient les Catharres. 16. Ranime les forces.	27. Les Conftipations habituelles.	La Dyfurie.	15. La Phrenéfie. 14. La Manie. 16. La Nymphomanie. 18. Le Satyriafime.	La Confomption. 5. La Foibleffe par les fuites d'évacuations exceffives.	8. Les Fievres ardentes. 23. La Raréfaction occafionnée par la trop grande impreffion de la chaleur.	La Tympanite. 24. Les Coliques venteufes.

Peu de temps après que le Malade eft forti du Bain, les organes de la circulation fortifiés par l'impreffion du froid entrent en jeu. Il fe fait une circulation très-rapide & très-forte, moindre cependant que celle qui eft occafionnée par le Bain chaud & produifant les mêmes effets dans un degré un peu inférieur. Alors le fang par la rapidité de fon cours

force la réfiftance des petits vaiffeaux, — multiplie les frottemens, — comprime les vaiffeaux fécrétoires en dilatant les fanguins, — s'oppofe à la lenteur avec laquelle les fluides doivent paffer dans les organes fécrétoires, — atténue la maffe humorale, — dilate les vaiffeaux & les pores exhalans.

défobftrue ceux que quelque humeur engorge, — développe ceux que la force ordinaire de la circulation n'avoit pas développés. — augmente la chaleur. — Par cette compreffion des vaiffeaux fécrétoires, par la rapidité du cours du fang dans les organes, les fecrétions font gênées, fufpendues, les humeurs qu'elles doivent féparer reftent dans la maffe humorale qu'elles alterent ou perfectionnent. — La quantité de la matiere tranfpirable eft augmentée par l'ftimation. La tranfpiration favorifée par la dilatation des pores. Cette tranfpiration par la qualité & la quantité des humeurs qu'elle entraîne au dehors — deffèche la maffe humorale, — évacue puiffamment.

Par ces différentes actions le Bain eft

UN APÉRITIF PUISSANT.	UN ECHAUFFANT MODÉRÉ.	UN ATTÉNUANT EFFICACE.	UN DIAPHORÉTIQUE ET UN SUDORIFIQUE de la plus grande énergie.
		Conféquemment on peut y avoir recours dans	
34. Les Obftructions plaireufes. 33. Celles des Vifceres du bas-ventre. Les Engorgemens des glandes. 29. Les Ecrouelles. La Goutte.	La Stupeur des membres. La Paralyfie.	32. L'Epaififfement de la lymphe. Contre l'effet des Poifons acres.	30. Les Rhumatifmes. 20. Les Douleurs erratiques. Les Goutres vagues. 11. L'Hydropifie. La Cacherie. Le Rachitis.

TABLE DU BAIN CHAUD.

Le Bain chaud agit par sa chaleur :

Elle irrite les solides similaires.

Par cette irritation elle augmente le contact de leurs élémens & donne aux fibrilles

- plus de fermeté.
- moins de porosité.

Elle irrite les nerfs.

Par cette irritation elle porte les nerfs à une action qui donne aux fibrilles

- de la rigidité.

De ces états des fibrilles il résulte dans la fibre

- une forte tension,
- une grande élasticité,
- beaucoup d'irritabilité.

La réunion de ces propriétés des fibres leur donne beaucoup de contractilité, de mobilité, un ton capable de produire beaucoup d'effets.

Elle communique aux fluides un mouvement intestin, & ce mouvement

les atténue ; en les atténuant il développe les sels, dégage une partie de l'air fixé, & par cette action

- il multiplie la matiere du fluide nerveux.
- il altére la douceur naturelle de la masse humorale.

les raréfie, & en les raréfiant

- il augmente le volume de la masse humorale qui, eu égard à la capacité des vaisseaux, donne
  - la Pléthore.

De ces effets réunis il résulte un sang plus acrimonieux.

La réunion de l'acrimonie & de la pléthore, fait que le sang irrite plus puissamment les organes de la circulation.

L'augmentation de la contractilité des fibres & de la qualité irritante des humeurs, détermine une circulation très-rapide & très-forte.

La masse humorale emportée avec rapidité

force la résistance des plus petits vaisseaux, & par ce moyen

- défobstrue ceux que quelque humeur engorge,
- développe ceux que la force ordinaire de la circulation n'avoit pas développés.

multiplie les frottemens

- augmente la chaleur.

comprime les vaisseaux sécrétoires en dilatant les sanguins

s'oppose à la lenteur dont les liqueurs doivent circuler dans les organes sécrétoires.

Par cette compression des vaisseaux sécrétoires, par la rapidité du cours du sang dans les organes, les sécrétions sont gênées, les humeurs récrémentitielles & excrémentitielles retenues dans la masse.

atténue & décompose les fluides.

dilate les vaisseaux & les pores exhalans.

La quantité de la matiere transpirable est augmentée par l'atténuation; son expulsion favorisée par la dilatation des pores : il en résulte une transpiration très-abondante, & cette transpiration par la quantité & la qualité des humeurs qu'elle entraine au dehors

- dessèche la masse humorale.
- évacue puissamment & pourroit épuiser.

La rétention des humeurs qui auroient dû être séparées de la masse, & son desséchement, rendent la masse humorale acrimonieuse.

De tous ces effets du Bain chaud, il résulte que ce Bain est

- UN APÉRITIF PUISSANT.
- UN ÉCHAUFFANT.
- UN ATTÉNUANT EFFICACE, mais SEPTIQUE.
- UN DIAPHORÉTIQUE, UN SUDORIFIQUE INFAILLIBLE, mais capable d'épuiser.

Qu'ainsi ce Bain conviendra, avec les réserves indiquées dans le Mémoire,

- pour ranimer une chaleur prête à s'éteindre.
- pour atténuer une masse humorale, trop dense, trop visqueuse.
- pour détruire des obstructions glaireuses, lymphatiques, froides.
- pour évacuer une sérosité visqueuse qui surabonde.

Qu'on peut donc y avoir recours

COMME APÉRITIF ATTÉNUANT,
1. Dans les Ecrouelles indolentes.
Dans la Cachexie.

COMME ÉCHAUFFANT,
Pendant des Hyvers très-froids.
Dans les Apoplexies des vieillards.
Dans les engourdissemens de leurs membres.

COMME DIAPHORÉTIQUE,
Dans les maladies Cutanées, où la peau est pâle & froide comme dans certaines espèces de Galle.
Dans les Rhumatismes des vieillards.

TABLE DU BAIN TIEDE.

L'Eau dans le Bain tiede agit,

Par sa Pesanteur	Par sa Fluidité	Par sa Chaleur
Il presse la peau, affaisse les vaisseaux qui y rampent & ceux qu'elle recouvre, & par-là, force	La pesanteur unie à la fluidité fait que l'eau pénétre la peau, & au moyen	Fait une sensation agréable sur les nerfs, & cette sensation

Par sa Pesanteur — le sang à se porter sur les vaisseaux intérieurs.

De cet état il résulte une pléthore proportionnée à la pression, & conséquemment peu forte, mais suffisante pour irriter les organes de la circulation.

Par sa Fluidité — des vaisseaux absorbans est portée dans le torrent de la circulation, & se mélange aux humeurs.

- les rend plus fluides en les divisant & détruisant leur viscosité,
- les édulcore en dissolvant leurs sels,
- pénétre le tissu même des vaisseaux & augmente leur diamétre.

De cet état des humeurs il résulte qu'elles irritent peu les organes de la circulation.

de cette augmentation de diamétre il résulte que les vaisseaux offrent peu de résistance.

La force qui irrite le cœur étant composée de la pléthore, de la qualité plus ou moins âcre des humeurs & de la résistance des vaisseaux, se trouve conséquemment fort affoiblie.

Par sa Chaleur — les pores pénétre le tissu des fibrilles, & par ce moyen

- les amollit,
- les réduit à une espéce d'inaction, & leur donne de la souplesse.

les solides, & cette raréfaction facilite l'essée de l'eau dans le tissu des fibres se

Raréfie, mais très-peu,

- les amollit.
- prséme un peu les fluides & cette augmentation augmente
- les fluides, & cette raréfaction augmente leur volume & de cette augmentation donne

De cet amollissement des fibrilles & de l'inaction des nerfs, résulte dans les fibres

- un relâchement considérable,
- une irritabilité peu forte,
- la quantité de la matiere transpirable & de la plupart des autres liqueurs sécrétoires & excrétoires.
- une pléthore, mais peu considérable.

De ces dispositions des fibres résulte m. contractibilité, une mobilité modérée.

Cet état des fluides rend la masse humorale plus mobile.

La force qui irrite le cœur étant peu considérable, la contractibilité modérée, & la masse humorale très-mobile, la circulation est douce, paisible, peu accélérée, & le Bain produit tous les bons effets d'une circulation modérée.

Un relâchement universel du systême nerveux & des solides organiques.	Une fluidité parfaite de la masse humorale.	Une perméabilité de tous les vaisseaux, tant sanguins que lymphatiques.	Une communication très-libre du dehors au dedans, & du dedans au dehors.

PAR CE MOYEN LE BAIN TIEDE EST

CALMANT.	ÉMOLLIENT.	RAFRAICHISSANT. DÉLAYANT. ÉBOULISSANT.	APÉRITIF.	ANALEPTIQUE.	DIAPHORÉTIQUE.	DIURÉTIQUE.

Et à raison de ces qualités, il convient, avec les restrictions indiquées dans le Mémoire,

CALMANT.	ÉMOLLIENT.	RAFRAICHISSANT. DÉLAYANT. ÉBOULISSANT.	APÉRITIF.	ANALEPTIQUE.	DIAPHORÉTIQUE.	DIURÉTIQUE.
17. Pour procurer le Sommeil,	10. Dans les maladies cutanées, telles que	16. Dans les Acrimonies muriatiques,	28. Dans toutes les Obstructions du Foie, du Mésentere, &c.	36. Dans le Marasme,	42. Quand la transpiration a été gênée ou supprimée,	52. Dans les Coliques néphrétiques.
1. Dans toutes les Douleurs,	11. L'Endurcissement de la peau,	17. Dans les Fiévres ardentes bilieuses,	29. De la Matrice,	37. Dans la Consomption,	43. Dans l'Aphonie,	
2. Dans les maladies avec Oscillations vives,	12. La Galle,	18. Dans les Rhumatismes dépendans d'une disposition acrimonieuse,	30. Des Glandes evennées,	38. Dans la Fiévre hectique,	44. Dans les légéres affections Catharrales,	
3. Dans les maladies Convulsives,	13. La Lépre,	19. Dans la Goutte,	31. Dans la Jauniffe,	58. Dans la Paralysie.	45. Dans la Diarrhée,	
4. Dans la Mélancholie,	14. Dans la roideur des Articulations,	20. Dans la Dysurie,	32. Dans la Chlorose,		46. Dans la Fiévre lypirie.	
5. Contre les Tremblemens,	15. Dans le Rachitis,	21. La Strangurie,	33. Dans la Vérole,			
6. Dans les Lassitudes,	19. Dans les Cancers menaçans,	22. La Dyssenterie,	34. Dans les Fiévres intermittentes,			
7. Les Fiévres avec délire,	55. Pour faciliter l'Accouchement.	23. Dans la petite-Vérole,	35. Dans les Fiévres quartes.			
8. Dans les Délires sans fiévre,		53. Dans le Priapisme.				
9. Les maladies de l'Esprit,						
24. Les Toux nerveuses,						
51. La Phthisie,						
54. Les suppressions du Régime ou de Menstrues,						
56. Les blessures des Nerfs,						
57. La Colique de Poitou.						

MODERE L'EFFET

	ÉMOLLIENT.	RAFRAICHISSANT. DÉLAYANT. ÉBOULISSANT.
	25. Des Emménagogues,	61. De tous les Poisons âcres,
	26. Des Vomitifs,	Du Sublimé corrosif,
	27. Des Purgatifs drastiques,	Du venin du Serpent hémorrhoidal,
	50. Des Cantharides,	Du Crapaud.
	60. Des Diurétiques chauds,	

FAVORISE L'EFFET

ANALEPTIQUE.	DIAPHORÉTIQUE.
39. Des Martiaux,	47. Des Sudorifiques,
40. Des Mercuriaux,	48. Des Diurétiques.
41. Du Kinakina,	

TABLE DU·BAIN DE MER,

Qui sert en même-tems pour faire connoître la façon d'agir du Bain Frais, dont il ne differe que par la Salure & l'immensité de ses Eaux.

L'Eau dans le Bain de Mer agit :

Par sa Fluidité, — Par sa Pesanteur, — Par sa Fraîcheur, — Par son Immensité ;

Par sa Fluidité,

La fluidité aidée par la pesanteur fait que l'eau, portée par

- les vaisseaux absorbans dans le torrent de la circulation, se mêle aux humeurs, &
  - Par sa partie aqueuse libre
    - édulcore les humeurs.
    - dissout les humeurs visqueuses gluantes.
  - par sa salure
    - irrite les vaisseaux, rétrecit leur calibre.
- les pores, pénètre le tissu des fibrilles, mais les irritant par sa salure, les amollit peu ; il en résulte
  - un léger ton de tension.

Les humeurs délayées & dissoutes en deviennent plus fluides.

Du rétrecissement du calibre des vaisseaux & du ton de tension des solides, naît une résistance au développement.

Par sa Pesanteur,

Elle comprime la peau & les vaisseaux qui sont au-dessous, fait refouler le sang sur le cœur ;

ce sang refoulé occasionne

une pléthore qui étant en raison de la force comprimante devient capable

d'irriter assez vivement les organes de la circulation.

Par sa Fraîcheur,

- Absorbe une partie des particules ignées, & par cet effet
  - condense les solides similaires, mais peu.
- Fait sur les nerfs une sensation de surprise désagréable, mais légere ;
  - il en résulte une légere crispation dans les nerfs.

La condensation des solides similaires & la crispation des nerfs, donnent aux fibres

- un léger ton de tension,
- une irritabilité point excessive,

d'où résulte une disposition à faire un effet vif sans excès.

Par son Immensité ;

Elle inspire, quand on y est jetté, une horreur, un effroi, qui porte dans l'ame un trouble si grand que

le fluide nerveux poussé avec force, mais irrégulierement, occasionne

- des contractions prodigieuses ;
- des relâchemens atoniques ;

D'où il suit que le ton des nerfs influant

- sur celui des solides,
- sur les organes de la pensée,

ces changemens de ton en occasionnent

- dans le jeu des organes de la circulation & des sens.
- dans les facultés de l'ame.

De la résistance augmentée de la part des vaisseaux, de l'irritation augmentée de la part de la masse humorale, de la disposition des solides à réagir avec force, résulte une circulation accélérée, mais fort peu ; & en raison de l'activité des causes qui la sollicitent,

De l'effet de l'Eau de la Mer sur la masse humorale,	De la modification des organes de la circulation,	De la modification des facultés de l'ame,

IL RÉSULTE QUE LE BAIN DE MER EST

Un Délayant et un Détersif.	Un Rafraichissant.	Un Apéritif.	Un Diurétique.	Un Diaphorétique.	Un Tonique.	Un Anti-Spasmodique.

Par ces qualités il convient dans tous les cas où convient le Bain tiède ; mais il lui est préférable quand on a lieu de craindre trop de relâchement. Il doit encore être employé par choix réfléchi, comme

---

Apéritif délayant & Détersif très-efficace,

Dans les Maladies cutanées, telles que

Le Galle,

1. La Goutte rose,

Dans les Obstructions

Du Foie,

De la Ratte,

Du Pancréas,

Des Glandes méséntériques.

Apéritif délayant, & Diurétique & Ecoprotique,

Dans les embarras des Reins,

Des vaisseaux Méséraïques,

2. Des Hémorrhoïdaux,

3. Dans les Constipations opiniâtres.

Tonique & Astringent,

Dans les Sincopes histériques,

Les Affections Nerveuses,

4. Les Fleurs blanches,

5. Les Pertes rouges, & alors pour les faire prendre on saisit l'intervalle des Pertes.

Anti-Spasmodique irritant,

Dans les maladies de l'Esprit, telles que

La Folie,

La Manie,

La Mélancholie,

Les Convulsions, telles que

La Danse de St With,

6. Le Rire Sardonique,

7. La Rage.

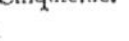

TABLE DES BAINS FROIDS PARTIELS.

Ces Bains agissent principalement sur la partie baignée, mais en même-tems sur tout le Corps, à raison du Systême Sanguin, de la Sympathie Nerveuse & de la communication du Tissu Cellulaire ; la froideur de l'Eau est ici le seul agent, c'est cette froideur qui

Absorbant les particules ignées, rapproche les élémens des corps auxquels l'eau est appliquée & condense

les fluides, & par ce moyen calme leur raréfaction, augmente leur densité, d'où il suit

qu'ils ne peuvent plus passer par les vaisseaux qui les admettoient auparavant.

qu'ils irritent les vaisseaux par leur masse, & en sollicitent le jeu par cette irritation.

les solides, d'où résulte dans la fibrille de la fermeté.

De cette fermeté de la fibrille, de cette rigidité résulte dans les fibres un ton, une disposition à agir avec force, & les solides en cet état

font difficilement perméables.

s'opposent à l'abord des humeurs qui y sont apportées.

se débarrassent de celles qui les engorgeoient.

Faisant sur les nerfs une sensation désagréable, les irrite, d'où résulte un sentiment de surprise, un resserrement spasmodique

qui donne à la fibre une espece de rigidité.

qui rétrecit & ferme les pores exhalans ;

par ce rétrecissement la transpiration est supprimée

la matiere de la transpiration retenue se porte sur les reins & le canal intestinal.

Par ces différentes modifications des Solides & des Fluides, par la suppression notable de la transpiration,

CES BAINS SONT :

RAFRAICHISSANTS.	CALMANTS.	TONIQUES.	RÉPERCUSSIFS.	ASTRINGENTS.	DÉRIVATIFS & RÉVULSIFS, eu égard aux parties baignées & à celles qui ne le sont point.	DIURÉTIQUES.	ECCOPROTIQUES.

Conséquemment ils conviennent, *positis ponendis*,

LES DEMI-BAINS,	LES BAINS DES PIEDS,	L'ASPERSION		LA FOMENTATION ET L'APPLICATION			
		Du Corps entier,	De la Tête,	Sur le Corps entier,	Sur quelques-unes de ses parties,		
					Autour du Cou,	Sur la Poitrine,	Sur le Bas-Ventre,
26. Dans les Pertes rouges,	1. Dans les Tumeurs oedémateuses de ces parties,	5. Dans l'Epilepsie,	11. Dans la Mélancholie,	20. Dans la Fievre sur la fin de l'accès,	16. Dans les Douleurs de Tête.	17. Dans la Toux spasmodique,	19. Dans les Pertes considérables,
27. La Fureur utérine,	2. Les Regles immodérées,	6. Le Tétanos,	12. La douleur opiniâtre de la Tête,	21. La Dyssenterie,		18. Dans les Douleurs aux Mamelles.	25. Dans les Coliques venteuses.
28. La Chûte du Vagin,	3. La Constipation.	7. Le Marasme,	13. Le Vertige,	22. Le Cholera morbus,			
29. L'Incontinence d'urine,	4. La Rétention d'urines.	8. La Fievre hectique,	14. L'Inflammation du Cerveau,	23. La Petite-Vérole,			
30. La Gonorrhée rebelle.		9. La Foiblesse des Personnes délicates,	15. L'Ophtalmie,	24. La Rougeole.			
		10. La Mélancholie humorale.	31. La Phrénésie,				
			32. La Rage.				

TABLE DES BAINS CHAUDS
PARTIELS.

Les Bains chauds partiels, qui font le plus en ufage, font ceux des Pieds & des Mains ; ils agiffent, comme les Bains entiers, par leur chaleur qui

Irrite les Solides fimilaires,		Irrite les Nerfs,		Communique aux humeurs un mouvement inteftin, & par ce mouvement raréfie		
cette irritation, eu égard au peu d'étendue de la furface baignée, a ici très-peu d'effet.		ceux de la partie, par une irritation immédiate.	ceux de tout le corps, par l'effet de la fympathie nerveufe.	le fang contenu dans la partie baignée.	le fang de tout le corps par la circulation.	les humeurs dépofées dans le tiffu cellulaire.

De tous ces effets primitifs des Bains chauds partiels, il réfulte

Ces humeurs atténuées par cette raréfaction deviendront plus mobiles, plus fluides, plus capables d'être abforbées ou d'être expulfées par les pores de la partie baignée : cette atténuation

DES EFFETS GÉNÉRAUX,		DES EFFETS PARTICULIERS,			
le genre nerveux irrité,	le fang raréfié.	l'irritation des nerfs de la partie occafionne un abord plus grand du fang., une pléthore.	la raréfaction particuliere du fang y rend la circulation plus libre.	augmentera la matiere de la tranfpiration.	favorifera un dépôt de quelque humeur fixée dans le tiffu cellulaire.

La tranfpiration de la partie en deviendra plus confidérable.

Produiront une accélération de la circulation & tous les effets de cette circulation, mais proportionnés à l'étendue de la furface irritée & du foyer de la raréfaction ; effets fort analogues, par cette raifon, à ceux du Bain tiede, & fous ce rapport les Bains tant des Pieds que des Mains feront

Les humeurs auront plus de facilité à fe fixer fur la partie baignée & à fe détourner des autres ; d'où il fuit que, fuivant la partie baignée, les Bains partiels feront, relativement à celles qui ne feront pas baignées, dérivatifs ou révulfifs, & conviendront,

CALMANTS, & conviendront	ATTÉNUANTS, & conviendront	DIAPHORÉTIQUES, & conviendront	CEUX DES PIEDS,		CEUX DES MAINS,
1. Contre les Douleurs,	Dans les maladies par l'épaiffiffement & la vifcofité des Humeurs.	16. Dans les Diarrhées caufées par le froid,	Dans toutes les maladies de la Tête,	14. Dans celles des Menftrues,	15. Dans la Toux féche.
5. Dans les Coliques utérines,	11. Dans la Syncope hiftérique,	Dans les embarras de la Poitrine, foit inflammatoires, foit lymphatiques.	9. Dans tous les embarras de la Tête,	6. { Dans toutes le Fièvres avec Délire, avec Affections nerveufes, avec Tremblement, avec Convulfion,	
2. Dans le Rhume de Cerveau,	Dans la Fièvre quarte.		7. Dans toutes les Fièvres érepfives,		
4. Dans la Toux,			12. Dans la Goutte anomale,	8. Dans les douleurs de Tête dépendant des Rhumatifmes ou de la Goutte.	
17. Dans les Spafmes.			10. Dans l'Apoplexie,		
			Dans les Catharres,		
			13. Dans les Pleuréfies.		
			3. Dans la fuppreffion des Régles,		

TABLE DES BAINS PARTIELS
D'EAU TIEDE.

Ces Bains agiſſent principalement ſur les Parties baignées, mais ils agiſſent en même-tems ſur tout le Corps, à raiſon du Syſtême Sanguin, de la Sympathie Nerveuſe, & de la communication du Tiſſu Cellulaire ; leur action dépend, comme dans les Bains entiers,

De la Peſanteur de l'Eau.	De ſa Fluidité.		De ſa Chaleur.	
La peſanteur & la fluidité favoriſent la pénétration de l'Eau, qui, étant introduite par les pores organiques & phyſiques,			L'Eau, à raiſon du dégré modéré du chaleur,	
délaye & édulcore les fluides.	amollit & aſſouplit les ſolides ſimilaires.		fait ſur les nerfs une ſenſation agréable qui relâche non-ſeulement ceux de la partie, mais encore ceux de tout le corps.	raréfie modérément les fluides de la partie baignée & même la totalité de la maſſe humorale.

De cet état des Solides Similaires & des Nerfs, de l'édulcoration & de la raréfaction des Fluides, il réſulte

dans la fibre, un ton modéré, & une diſpoſition à des oſcillations douces, un relâchement complet.	dans les fluides, une atténuation modérée & une fluidité parfaite.

Les Fluides délayés & raréfiés, les Fibres aſſouplies & relâchées, procurent

dans la partie malade,			dans tout le Corps,		
un amolliſſement des ſolides.	une douce chaleur.	une circulation plus rapide.	une tranſpiration plus abondante.	une douce chaleur.	une circulation modérée.	une tranſpiration abondante.

PAR CES EFFETS CES ESPECES DE BAINS SONT :

ÉMOLIENTS.	CALMANTS.	LÉGEREMENT APÉRITIFS.	DIAPHORÉTIQUES.	DÉRIVATIFS ET RÉVULSIFS, eu égard aux parties baignées & à celles qui ne le ſont pas.

Ils conviennent,

LES DEMI-BAINS,		LES BAINS DES PIEDS,	CEUX DES MAINS,	LES FOMENTATIONS,
1. Dans les Obſtructions skirreuſes,	11. Comme Anti-Spaſmodiques,	18. Dans les maladies de la Tête,	Dans les Toux vives & ſéches.	21. Dans la Mélancholie Hypocondriaque,
2. Dans la Paſſion hiſtérique,	12. Dans la Petite-Vérole,	19. Dans les Diarrhées,		22. Dans les Fièvres avec Délires,
3. Dans la Paſſion illiaque,	13. Dans les maladies de la Tête,	20. Dans la Petite-Vérole.		23. Tremblement, Convulſions,
4. Dans les Coliques néphrétiques,	14. Pour arrêter les progrès de l'inflammation du Bas-Ventre, ou la prévenir,			24. Dans la Fièvre ardente,
5. Dans les Coliques de Poitou,	15. Pour favoriſer l'effet			25. Dans la Petite-Vérole. Dans le Spaſme univerſel,
7. Dans celles qui ſont occaſionnées par le Froid des pieds,	Des Purgatifs,			
6. Dans la Conſtipation,	16. Des Diurétiques,			
8. Dans les Coliques utérines,	17. Des Sudorifiques,			
9. Dans les Hémorrhoïdes,	Des Emménagogues,			
10 Dans la ſuppreſſion des Régles,	Des Martiaux.			

pendant le tems de trois années confécutives, à compter du jour de la date des Préfentes. FAISONS défenfes à tous Imprimeurs, Libraires & autres Perfonnes de quelque qualité & condition qu'elles foient, d'en introduire d'impreffion étrangere dans aucun lieu de notre obéiffance : A LA CHARGE que ces préfentes feront enregiftrées tout au long fur le Regiftre de la Communauté des Imprimeurs & Libraires de Paris dans trois mois de la date d'icelles ; que l'impreffion dudit Ouvrage fera faite dans notre Royaume & non ailleurs, en beau papier & beaux caracteres ; que l'Impétrant fe conformera en tout aux Réglemens de la Librairie, & notamment à celui du 10 Avril 1725, à peine de déchéance de la préfente Permiffion ; qu'avant de l'expofer en vente, le Manufcrit qui aura fervi de copie à l'impreffion dudit Ouvrage, fera remis dans le même état où l'Approbation y aura été donnée, ès mains de notre très-cher & féal Chevalier, Chancelier Garde des Sceaux de France, le Sieur DE MAUPEOU ; qu'il en fera enfuite remis deux Exemplaires dans notre Bibliotheque publique, un dans celle de notre Château du Louvre, & un dans celle dudit Sieur DE MAUPEOU, le tout à peine de nullité des Préfentes : DU CONTENU defquelles VOUS MANDONS & enjoignons de faire jouir ledit Expofant & fes ayant caufes pleinement & paifiblement, fans fouffrir qu'il leur foit fait aucun trouble ou empêchement. VOULONS qu'à la copie des Préfentes, qui fera imprimée tout au long au commencement ou à la fin dudit Ouvrages, foi foit ajoutée comme à l'Original. COMMANDONS au premier notre Huiffier, ou Sergent fur ce requis, de faire pour l'exécution d'icelles tous Actes requis & néceffaires, fans demander autre permiffion ; & nonobftant clameur de Haro, Charte Normande, & Lettres à ce contraires : Car tel est notre plaisir. DONNE' à Compiegne, le Mercredi deuxieme jour du mois d'Août, l'an mil sept cent soixante-neuf, & de notre Régne le cinquante-quatrieme. Par le Roi en son Conseil.

Signé, LE BEGUE.

Registré sur le Registre XVII de la Chambre Royale des Libraires & Imprimeurs de Paris, N°. 387, Fol. 719, conformément au Reglement de 1723. A Paris, le 11 Août 1769. Signé, KNAPEN, *Adjoint.*

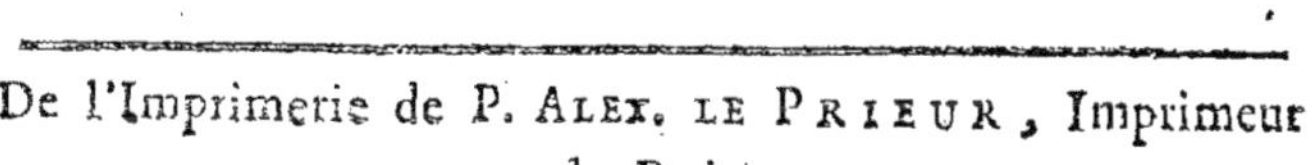

De l'Imprimerie de P. ALEX. LE PRIEUR, Imprimeur du Roi.

9 782019 950385